大專用書⑪

安全使用中藥實證寶典

（高風險西藥與中藥併用篇）

Evidence-based Treasured Book of Safe Chinese Medicinal Use

(Concurrent Use of High Risk Western Medicine with Chinese Medicine)

主編 ／ 林香汶 博士

Edited by Hsiang-Wen Lin, Ph. D.

文興出版事業有限公司

Published by Wenhsin Press

校長序

　　臺灣就醫民眾對中醫醫藥的需求接近 40%，但是培育中醫師量祇佔全部醫師數的 1/7，健保給付中醫總額更祇在 4% 左右，可謂是一路低估。中醫藥雖然還有許多需要提升的地方，但在醫療照護上有其重要的特色。以中藥而言，不論是飲片或濃縮科學中藥，其包含有複方方劑及單味藥，由繁雜且含多種化合物所組成，早已超越西藥個別仿單中所列之藥品適應症及副作用之意義。然而，中藥方劑博大精深，歷代經典書籍不勝枚舉，很多中藥方劑典籍內容更是有所差異，導致中藥方劑及中西藥併用之實證蒐集及整理不易。

　　本人自擔任中國醫藥大學校長以來，積極希望延續本校立校的精神將"中醫藥"相關教育持續推動以建立其特色。今見由本校實證藥學專家林香汶副教授所帶領的團隊，編撰了此本『安全使用中藥實證寶典-常用中藥方劑篇』及『安全使用中藥實證寶典-高風險西藥與中藥併用篇』兩冊，內容收錄了常用中藥方劑實證資料及高風險西藥及中藥併用實證兩部分，每個單元都詳載相關實證及引用的資料，且經過相關中西醫藥專家審稿過，可見其製作之嚴謹及延續本校立校精神的意義，相當值得稱許。

　　衷心的感謝衛生福利部中醫藥司，能於這幾年來陸續補助林副教授進行中藥用藥安全研究計畫，也很高興看到有那麼多的研究成員、專家、藥學系學生及助理們參與此寶典的準備及製作，此兩冊書內容相當完整，除了提供中藥方劑及中西藥併用的實證資訊外，也讓藥學系學生、執業藥師及中醫藥執業人員，可以很有效率利用此兩冊書，以準備好病人所諮詢的中藥方劑或中西藥併用的問題。未來希望林副教授能以此實證寶典為基礎，繼續進行更多中藥安全及中西藥併用的實證資料。

中國醫藥大學校長

黃榮村 謹識

中華民國一零二年十二月

iii

主編序

　　在數不清埋首於書山中的日子、在無數次與專家們的腦力激盪、在團隊裡每個藥學系學生如小螺絲釘般的幫助下，這本集合著我們心血結晶的中藥實證寶典終於誕生了。中藥方劑博大精深，歷代經典書籍不勝枚舉，中西藥併用實證搜集及整理雖不易，希望能夠藉由編撰此『安全使用中藥實證寶典』，協助藥學系學生、執業藥師及中醫藥執業人員提供符合民眾期待的正確中藥方劑及中西藥併用的安全資訊以供其專業參考。

　　本實證寶典分兩部份呈現，第一部份為**常用中藥方劑實證資料庫**。在本人及蔡邱辮藥師合作下，由藥學系莊蕙嘉同學與其他數位藥學系專題生合力完成初稿。綜觀台灣的中醫藥歷史沿革，在現行衛生福利部中醫藥司(即當時的衛生署中醫藥委員會)的帶領下，中藥方劑的重要性蒸蒸日上，此實證寶典中常用中藥方劑的編撰是以其登錄在網站上的兩百位方劑為基礎，再加上幾味當初未能收錄的遺珠之憾但卻是常用的方劑以集合成冊。其中，主要參考了林昭庚教授的方劑教學實錄、李世滄老師的臨床常用方劑手冊、林政宏前輩的一目了然學方劑、王綿之前輩的方劑學、港香蘭藥廠的濃縮方劑總覽、周九如前輩的中醫方劑圖典、邱秀麗藥師的中藥方劑常用圖典、陳祈宏前輩的中藥方劑輕鬆學、張次郎/張世良/張閔智/賴秀麗前輩合著的常用方劑辨證應用、李永春老師的實用中醫辭典、王輝武前輩的實用中醫禁忌學等實證資料。

　　第二部份**高風險西藥與中藥併用實證資料庫**，著重於以常見之抗凝血藥物(heparin、warfarin)、抗血小板藥物(aspirin、clopidogrel、dipyridamole、ticlopidine)及 digoxin 等七個高風險藥物為主，在本人指導下，由藥學系已拿到博士學位的蔡馨慧藥師(當時是博士候選人)帶領數位藥學系專題研究生，花費近一年的時間，利用實證手法，進行結構性文獻搜尋，統整可以找到得一級、二級及三級中西文獻資料庫及相關網站資料以摘錄其相關實證，再經彙整、評估及專家審查後，建立了實證資料庫，再統整資料後編撰完成。

　　目前爲止，依編撰的內容，此兩部分所構成的實證寶典資料，僅適用於中西醫師、藥師、相關系所學生及擁有相關背景知識的醫療人員使用，未來有必要視資源、經費及人力而定編撰適合民眾的淺顯易懂版本。由於編輯群的經驗和知識有限，書中難免出現錯誤缺失，歡迎各位先進前輩專家們不吝批評指教 (2011cpe@gmail.com)。

　　感謝當時行政院衛生署中醫藥委員會能於 99 及 100 年度補助及大力支持『台灣地區高風險藥物與中藥併用之藥物流行病學研究 (CCMP99-RP-016)』及『中西藥併用及藥袋標示之評估性研究 (CCMP100-CP-014)』計畫，也真誠的感謝所有參與過這些研究的研究團隊成員、專家群、參與會議的先進前輩及曾經參與過的學生及助理們，沒有你們，此本『安全使用中藥實證寶典』無法如期完成。

　　未來希望能以此實證寶典爲基礎，持續進行並更有系統的找出有意義並具實證的單味、方劑或中西藥合併使用或交互作用的實證資料，整理並編輯成電子書籍，以輔佐學生學習及臨床執業者做最佳的判斷，協助進行病患的中西藥使用之溝通與衛教之參考，以期能進而更能促進安全的中西藥使用環境。

主編　　林香汶　　副教授

謹識於中國醫藥大學藥學系

2013. 9. 8

v

目 錄

西 藥	中草藥 / 保健品 （英文名）	頁碼	西 藥	中草藥 / 保健品 （英文名）	頁碼
Aspirin			Clopidogrel	大蒜 (Garlic)	23
Aspirin	丁香 (Clove)	1	Clopidogrel	丹參 (Danshen)	24
Aspirin	人參 (Asian Ginseng)	2	Clopidogrel	牛蒡子 (Burdock)	25
			Clopidogrel	甘草 (Licorice)	26
Aspirin	大蒜 (Garlic)	3	Clopidogrel	生薑 (Ginger)	27
Aspirin	山楂 (Hawthorn)	5	Clopidogrel	刺五加 (Siberian Ginseng)	28
Aspirin	丹參 (Danshen)	6			
Aspirin	牛蒡子 (Burdock)	8	Clopidogrel	穿心蓮 (Andrographis)	29
Aspirin	甘草 (Licorice)	9			
Aspirin	生薑 (Ginger)	10	Clopidogrel	棕櫚 (Saw Palmetto)	30
Aspirin	西洋參 (American Ginseng)	12			
			Clopidogrel	當歸 (Dong Quai)	31
Aspirin	刺五加 (Siberian Ginseng)	13	Clopidogrel	葛根 (Kudzu)	32
			Clopidogrel	辣椒 (Cayenne)	33
Aspirin	穿心蓮 (Andrographis)	14	Clopidogrel	靈芝 (Reishi)	34
			Clopidogrel	薑黃 (Turmeric)	35
Aspirin	棕櫚 (Saw Palmetto)	15	Digoxin		
			Digoxin	大黃 (Da Huang)	36
Aspirin	當歸 (Dong Quai)	16	Digoxin	山楂 (Hawthorn)	37
Aspirin	葛根 (Kudzu)	17	Digoxin	丹參 (Danshen)	39
Aspirin	辣椒 (Cayenne)	18	Digoxin	甘草 (Licorice)	40
Aspirin	靈芝 (Reishi)	19	Digoxin	牡蠣 (Oyster Shell)	42
Aspirin	薑黃 (Turmeric)	20			
Clopidogrel			Digoxin	刺五加 (Siberian Ginseng)	43
Clopidogrel	丁香 (Clove)	21			
Clopidogrel	人參 (Asian Ginseng)	22	Digoxin	胡椒 (Pepper)	45
			Digoxin	番瀉葉 (Senna)	46

『高風險西藥與中藥併用實證資料庫』使用說明

此部分抗血液凝集藥、digoxin 與中草藥 / 保健品交互作用之實證資料庫是以抗凝血藥物 (heparin、warfarin)；抗血小板藥物 (aspirin、clopidogrel、dipyridamole、ticlopidine) 及 digoxin 等七個高風險西藥為主，分別列出與其有潛在交互作用的中草藥 / 保健品。本資料庫之編排架構說明如下：

1. 被影響的藥物 (object drug)：

列於左上角，依上述七個高風險西藥之英文名字母排序；西藥類別係依據 ATC (Anatomical Therapeutic Chemical) code。

2. 引起此交互作用的藥物 (precipitant drug)：

列於右上角，依中草藥 / 保健食品中文名筆劃排序，括弧內為該中草藥 / 保健食品常用之英文名；中藥類別係依據中醫臨床施治功能之療效及功能。

3. 嚴重程度：該交互作用結果之嚴重程度分級，分別摘錄自三個資料庫

(1) MICROMEDEX® 1.0 版之 interactions：分級包括「禁忌症」(不能併用)、「嚴重」(危及生命或需要醫療介入以緩解嚴重的不良反應)、「中度」(需改變治療以避免病人病情惡化)、「輕度」(對臨床作用影響有限)。

(2) UpToDate® 19.1 版之 Lexi-Interact™：「嚴重」(可能會導致死亡、住院、永久性傷害或治療失敗)、「中度」(需要醫療介入，但作用未達嚴重程度)、「輕度」(無需醫療介入)。

(3) Natural Medicines Comprehensive Database (NMCD) 之 Natural Product/Drug Interaction Checker：「嚴重」(不要併用、禁忌、強烈建議病人不要併用或會發生嚴重的不良反應)、「中度」(併用時要小心或避免併用、提醒病人可能會發生不良反應)、「輕度」(可能有交互作用、提醒病人注意可能的症狀)。

在此資料庫有資料之交互作用將提供實證等級：

A 表示為高品質之隨機對照研究或統合分析

B 表示爲非隨機對照研究、非量化的系統性回顧、低品質之隨機對照研究、臨床
世代研究、個案對照研究、歷史性對照研究或流行病學研究

C 表示爲共識或專家意見

D 表示爲軼事證據、體外或動物實驗或依據藥理作用的推論

另「無交互作用」表示在上述資料庫中可查詢到中藥品項，但查詢結果並無交
互作用；未標示則表示該中藥品項在該資料庫中找不到品項。

4. 機轉：

交互作用發生的原因，係依據上述三個資料庫之資料。

5. 結果：

交互作用可能發生之臨床反應。

6. 臨床處置：

摘錄自上述三個資料庫之臨床使用建議。

7. 參考資料：

包括交互作用相關參考書籍及回顧性文獻，以及體外試驗、動物試驗、臨床試
驗、案例報告或其它觀察性研究等之一級文獻。

	西藥	中草藥/保健品(英文名)
類別	**B01AC06**	芳香驅風藥
名稱	**Aspirin**	丁香 (*Clove*)

嚴重程度	
1.MICROMEDEX®	☐禁忌症　☐嚴重　■中度　☐輕度　☐無交互作用
2.Lexi-Interact™	☐嚴重　☐中度　☐輕度　☐無交互作用
3.Natural Medicines Comprehensive Database (NMCD)	☐嚴重　☐中度　■輕度　☐無交互作用
NMCD 證據等級	☐A　☐B　☐C　■D

機轉

☐藥物動力學　　■藥物藥效學　　　☐藥物動力學+藥物藥效學　　☐未知

可能機轉：丁香會抑制 cyclooxygenase

結果

可能會增加出血的危險。[1-2]

臨床處置

如果可以應盡量避免併用，如果須併用則建議密切監測是否有出現出血的症狀。

參考資料

1. Ulbricht CE. *Natural Standard Herbs & Supplement Reference: Evidence-Based Clinical Review.* St. Louis, Mo.: Mosby/Elsevier; 2005.
2. Norred CL, Brinker F. Potential coagulation effects of preoperative complementary and alternative medicines. Altern Ther Health Med 2001; 7: 58-67.

西藥	中草藥/保健品(英文名)
B01AC06	補益藥
Aspirin	人參 *(Asian Ginseng)*

<table>
<tr><td rowspan="6">嚴重程度</td><td colspan="5">

1.MICROMEDEX® ☐禁忌症 ☐嚴重 ☐中度 ☐輕度 ■無交互作用

2.Lexi-Interact™ ■嚴重 ☐中度 ☐輕度 ☐無交互作用

3.Natural Medicines Comprehensive ☐嚴重 ■中度 ☐輕度 ☐無交互作用
Database (NMCD)

NMCD 證據等級 ☐A ■B ☐C ☐D

</td></tr>
</table>

機轉

☐藥物動力學　■藥物藥效學　　☐藥物動力學+藥物藥效學　　☐未知

可能機轉：體外試驗發現人參中的 ginsenoside 會抑制血小板凝集作用；但人體試驗卻發現人參不會影響血小板凝集。

結果

可能會增加出血的危險。[1-6]

臨床處置

併用時應小心，建議密切監測是否有出現出血的症狀。

參考資料

1. Ernst E. Herb-drug interactions: potentially important but woefully under-researched. Eur J Clin Pharmacol 2000; 56: 523-524.
2. Kuhn MA. Herbal remedies: drug-herb interactions. Crit Care Nurse 2002; 22: 22-28, 30, 32.
3. Lis-Balchin M. Serious adverse effects between herbal remedies and conventional drugs taken simultaneously. Journal of The Royal Society for the Promotion of Health 2002; 122: 210.
4. Davidson P, Hancock K, Leung D, et al. Traditional Chinese Medicine and heart disease: What does Western medicine and nursing science know about it? European Journal of Cardiovascular Nursing 2003; 2: 171-181.
5. Taylor DMD, Walsham N, Taylor SE, Wong L. Potential interactions between prescription drugs and complementary and alternative medicines among patients in the emergency department. Pharmacotherapy 2006; 26: 634-640.

西藥					中草藥/保健品(英文名)			
類別名稱	**B01AC06**				**驅蟲藥**			
	Aspirin				**大蒜 (*Garlic*)**			

嚴重程度								
1.MICROMEDEX®	☐禁忌症		☐嚴重	■中度		☐輕度		☐無交互作用
2.Lexi-Interact™			■嚴重	☐中度		☐輕度		☐無交互作用
3.Natural Medicines Comprehensive Database (NMCD)			☐嚴重	■中度		☐輕度		☐無交互作用
NMCD 證據等級			☐A		☐B		☐C	■D

機轉

☐藥物動力學　　■藥物藥效學　　　☐藥物動力學+藥物藥效學　　☐未知

可能機轉：大蒜會降低 thromboxane B2 而抑制血小板凝集作用。

結果

可能會增加出血的危險。[1-14]

臨床處置

正常飲食中食用的大蒜並不會造成問題，但如果有大量攝取時 (如服用含大蒜成分的保健食品) 就應特別留意。如果可以應盡量避免併用，若須併用則建議密切監測凝血時間，以及是否有出現出血的症狀。

參考資料

1. Stargrove MB, Treasure J, McKee DL. Herb, nutrient, and drug interactions :clinical implications and therapeutic strategies St. Louis, Mo.: Mosby Elsevier; 2008.
2. Norred CL, Brinker F. Potential coagulation effects of preoperative complementary and alternative medicines. Altern Ther Health Med 2001; 7: 58-67.
3. Kuhn MA. Herbal remedies: drug-herb interactions. Crit Care Nurse 2002; 22: 22-28, 30, 32.
4. Valli G, Giardina EG. Benefits, adverse effects and drug interactions of herbal therapies with cardiovascular effects. J Am Coll Cardiol 2002; 39: 1083-1095.
5. Brazier NC, Levine MA, Brazier NC, Levine MAH. Drug-herb interaction among commonly used conventional medicines: a compendium for health care professionals. Am J Ther 2003; 10: 163-169.
6. Pal D, Mitra AK. MDR- and CYP3A4-mediated drug-herbal interactions. Life Sci 2006; 78: 2131-2145.

7. McIntyre M. A review of the benefits, adverse events, drug interactions, and safety of St. John's Wort (Hypericum perforatum): The implications with regard to the regulation of herbal medicines. J Altern Complement Med 2000; 6: 115-124.

8. Lis-Balchin M. Serious adverse effects between herbal remedies and conventional drugs taken simultaneously. Journal of The Royal Society for the Promotion of Health 2002; 122: 210.

9. Ly J, Percy L, Dhanani S. Use of dietary supplements and their interactions with prescription drugs in the elderly. Am J Health Syst Pharm 2002; 59: 1759-1762.

10. Davidson P, Hancock K, Leung D, et al. Traditional Chinese Medicine and heart disease: What does Western medicine and nursing science know about it? European Journal of Cardiovascular Nursing 2003; 2: 171-181.

11. Taylor DMD, Walsham N, Taylor SE, Wong L. Potential interactions between prescription drugs and complementary and alternative medicines among patients in the emergency department. Pharmacotherapy 2006; 26: 634-640.

12. Singh SR, Levine MAH. Potential interactions between pharmaceuticals and natural health products in Canada. Clin Pharmacol 2007; 47: 249-258.

13. 毛曉琴、謝海棠、周宏灝：多藥耐藥蛋白和 CYP3A4 介導的中草藥-西藥相互作用，中國臨床藥理學與治療學，2007; 07.

14. 林聖興：中西藥交互作用資訊網站之建構，中國醫藥大學中西醫結合研究所，2006.

西藥	中草藥/保健品(英文名)
B01AC06	消導藥
Aspirin	山楂 (*Hawthorn*)

類別名稱	

嚴重程度

1. MICROMEDEX®　　　□禁忌症　□嚴重　■中度　□輕度　□無交互作用
2. Lexi-Interact™　　　　　　　□嚴重　□中度　□輕度　■無交互作用
3. Natural Medicines Comprehensive Database (NMCD)　　□嚴重　□中度　□輕度　■無交互作用

　　NMCD 證據等級　　　□A　　□B　　□C　　□D

機轉

□藥物動力學　　■藥物藥效學　　　□藥物動力學+藥物藥效學　　□未知

可能機轉：會抑制血小板凝集作用。

結果

可能會增加出血的危險。[1]

臨床處置

併用時建議密切監測是否有出現出血的症狀。

參考資料

1. Norred CL, Brinker F. Potential coagulation effects of preoperative complementary and alternative medicines. Altern Ther Health Med 2001; 7: 58-67.

	西藥	中草藥/保健品(英文名)
類別	**B01AC06**	活血祛瘀藥
名稱	**Aspirin**	丹參 *(Danshen)*

嚴重程度		
1.MICROMEDEX®	☐禁忌症	☐嚴重　☐中度　☐輕度　☐無交互作用
2.Lexi-Interact™		☐嚴重　☐中度　☐輕度　☐無交互作用
3.Natural Medicines Comprehensive Database (NMCD)		■嚴重　☐中度　☐輕度　☐無交互作用
NMCD 證據等級		☐A　　☐B　　☐C　　■D

機轉

☐藥物動力學　　■藥物藥效學　　　☐藥物動力學+藥物藥效學　　　☐未知

可能機轉：丹參具有抗血栓作用。

結果

可能會增加出血的危險。[1-9]

臨床處置

如果可以應盡量避免併用。

1. Ulbricht CE. *Natural Standard Herbs & Supplement Reference: Evidence-Based Clinical Review.* St. Louis, Mo.: Mosby/Elsevier; 2005.
2. Williamson E, Driver S, Baxter K. Stockley's herbal medicines interactions. London: Pharmaceutical Press. 2009.
3. Cheng TO. Cardiovascular effects of Danshen. Int J Cardiol 2007; 121: 9-22.
4. Davidson P, Hancock K, Leung D, et al. Traditional Chinese Medicine and heart disease: What does Western medicine and nursing science know about it? European Journal of Cardiovascular Nursing 2003; 2: 171-181.
5. Gupta D, Jalali M, Wells A, Dasgupta A. Drug-herb interactions: unexpected suppression of free Danshen concentrations by salicylate. J Clin Lab Anal 2002; 16: 290-294.
6. Kuhn MA. Herbal remedies: drug-herb interactions. Crit Care Nurse 2002; 22: 22-28, 30, 32.
7. Norred CL, Brinker F. Potential coagulation effects of preoperative complementary and alternative medicines. Altern Ther Health Med 2001; 7:

58-67.

8. 林聖興：中西藥交互作用資訊網站之建構，中國醫藥大學中西醫結合研究所，2006.

9. 陳芳英：高血壓中西藥併用之研究與評價，中國醫藥大學中西醫結合研究所，2006.

西藥					中草藥/保健品(英文名)			
類別	B01AC06				辛涼解表藥			
名稱	**Aspirin**				牛蒡子 (*Burdock*)			
嚴重程度	1.MICROMEDEX®	□禁忌症	□嚴重	□中度	□輕度	■無交互作用		
	2.Lexi-Interact™		□嚴重	□中度	□輕度	■無交互作用		
	3.Natural Medicines Comprehensive Database (NMCD)		□嚴重	■中度	□輕度	□無交互作用		
	NMCD 證據等級		□A	□B	□C	■D		
機轉	□藥物動力學　　■藥物藥效學　　　□藥物動力學+藥物藥效學　　□未知							
	可能機轉：牛蒡子會抑制血小板活化因子而減少血小板凝集作用。							
結果	可能會增加出血的危險。[1]							
臨床處置	併用時建議密切監測是否有出現出血的症狀。							
參考資料	1. Ulbricht CE. *Natural Standard Herbs & Supplement Reference: Evidence-Based Clinical Review.* St. Louis, Mo.: Mosby/Elsevier; 2005.							

	西藥	中草藥/保健品(英文名)
類別	**B01AC06**	補益藥
名稱	**Aspirin**	甘草 (*Licorice*)

嚴重程度	1.MICROMEDEX®　□禁忌症　□嚴重　■中度　□輕度　□無交互作用 2.Lexi-Interact™　　　　　■嚴重　□中度　□輕度　□無交互作用 3.Natural Medicines Comprehensive　□嚴重　□中度　□輕度　■無交互作用 　Database (NMCD) 　NMCD 證據等級　　□A　　□B　　□C　　□D
機轉	□藥物動力學　　■藥物藥效學　　　□藥物動力學+藥物藥效學　　□未知 可能機轉：會抑制凝血酶和血小板凝集作用。
結果	可能會增加出血的危險。[1-2]
臨床處置	併用時建議密切監測是否有出現出血的症狀。
參考資料	1. Stargrove MB, Treasure J, McKee DL. Herb, nutrient, and drug interactions :clinical implications and therapeutic strategies St. Louis, Mo.: Mosby Elsevier; 2008. 2. Norred CL, Brinker F. Potential coagulation effects of preoperative complementary and alternative medicines. Altern Ther Health Med 2001; 7: 58-67.

	西藥	中草藥/保健品(英文名)
類別	**B01AC06**	溫裏祛寒藥
名稱	**Aspirin**	生薑 (*Ginger*)

嚴重程度	
1.MICROMEDEX®	☐禁忌症　☐嚴重　☐中度　■輕度　☐無交互作用
2.Lexi-Interact™	■嚴重　☐中度　☐輕度　☐無交互作用
3.Natural Medicines Comprehensive Database (NMCD)	☐嚴重　■中度　☐輕度　☐無交互作用
NMCD 證據等級	☐A　■B　☐C　☐D

機轉

☐藥物動力學　　■藥物藥效學　　　☐藥物動力學+藥物藥效學　　☐未知

可能機轉：會抑制 thromboxane B2 的形成及 thromboxane 的合成，並會增加 prostacyclin。

結果

可能會增加出血的危險。[1-8]

臨床處置

對臨床的影響尚未確定，併用時建議密切監測是否有出現出血的症狀。研究發現若每日食用超過 4 克的乾薑或 15 克的生薑極可能會影響血液凝集作用。

參考資料

1. Stargrove MB, Treasure J, McKee DL. Herb, nutrient, and drug interactions :clinical implications and therapeutic strategies St. Louis, Mo.: Mosby Elsevier; 2008.
2. Jennes F, Flaws B. Herb toxicities & drug interactions: A formula approach. Boulder: Blue Poppy Press. 2007.
3. Norred CL, Brinker F. Potential coagulation effects of preoperative complementary and alternative medicines. Altern Ther Health Med 2001; 7: 58-67.
4. Kuhn MA. Herbal remedies: drug-herb interactions. Crit Care Nurse 2002; 22: 22-28, 30, 32.
5. Valli G, Giardina EG. Benefits, adverse effects and drug interactions of herbal therapies with cardiovascular effects. J Am Coll Cardiol 2002; 39: 1083-1095.
6. Lis-Balchin M. Serious adverse effects between herbal remedies and conventional drugs taken simultaneously. Journal of The Royal Society for the

Promotion of Health 2002; 122: 210.

7. Davidson P, Hancock K, Leung D, et al. Traditional Chinese Medicine and heart disease: What does Western medicine and nursing science know about it? European Journal of Cardiovascular Nursing 2003; 2: 171-181.

8. 林聖興：中西藥交互作用資訊網站之建構，中國醫藥大學中西醫結合研究所，2006.

	西藥	中草藥/保健品(英文名)
類別	**B01AC06**	補益藥
名稱	**Aspirin**	西洋參 (*American Ginseng*)

嚴重程度	
1. MICROMEDEX®	☐禁忌症　☐嚴重　☐中度　☐輕度　■無交互作用
2. Lexi-Interact™	■嚴重　☐中度　☐輕度　☐無交互作用
3. Natural Medicines Comprehensive Database (NMCD)	☐嚴重　☐中度　☐輕度　■無交互作用
NMCD 證據等級	☐A　　☐B　　☐C　　☐D

機轉

☐藥物動力學　　■藥物藥效學　　　☐藥物動力學+藥物藥效學　　☐未知

可能機轉：加成抗血小板作用。

結果

可能會增加出血的危險。[1-2]

臨床處置

如果可以應盡量避免併用，如果須併用則建議密切監測是否有出現出血的症狀。

參考資料

1. Kuhn MA. Herbal remedies: drug-herb interactions. Crit Care Nurse 2002; 22: 22-28, 30, 32.
2. 林聖興：中西藥交互作用資訊網站之建構，中國醫藥大學中西醫結合研究所，2006.

	西藥	中草藥/保健品(英文名)
類別	**B01AC06**	補益藥
名稱	**Aspirin**	刺五加 (*Siberian Ginseng*)

嚴重程度	
1.MICROMEDEX® ☐禁忌症 ☐嚴重 ☐中度 ☐輕度 ■無交互作用
2.Lexi-Interact™ ■嚴重 ☐中度 ☐輕度 ☐無交互作用
3.Natural Medicines Comprehensive ☐嚴重 ■中度 ☐輕度 ☐無交互作用
Database (NMCD)
NMCD 證據等級 ☐A ☐B ☐C ■D

機轉

☐藥物動力學　■藥物藥效學　　☐藥物動力學+藥物藥效學　☐未知

可能機轉：刺五加的成份會抑制血小板凝集作用。

結果

可能會增加出血的危險。[1-3]

臨床處置

避免併用，如須併用應密切監測是否有出現出血的症狀。

參考資料

1. Mahady GB. *Botanical Dietary Supplements: Quality, Safety and Efficacy.* Lisse, The Netherlands: Swets & Zeitlinger Publishers; 2001.
2. Stargrove MB, Treasure J, McKee DL. Herb, nutrient, and drug interactions :clinical implications and therapeutic strategies St. Louis, Mo.: Mosby Elsevier; 2008.
3. Ko RJ. A U.S. perspective on the adverse reactions from traditional Chinese medicines. J Chin Med Assoc 2004; 67: 109-116.

	西藥	中草藥/保健品(英文名)
類別	**B01AC06**	清熱藥
名稱	**Aspirin**	穿心蓮 (*Andrographis*)

嚴重程度	1.MICROMEDEX® ☐禁忌症 ☐嚴重 ☐中度 ☐輕度 ■無交互作用 2.Lexi-Interact™ ☐嚴重 ☐中度 ☐輕度 ☐無交互作用 3.Natural Medicines Comprehensive ☐嚴重 ■中度 ☐輕度 ☐無交互作用 　Database (NMCD) 　NMCD 證據等級 ☐A ☐B ☐C ■D
機轉	☐藥物動力學　■藥物藥效學　　☐藥物動力學+藥物藥效學　　☐未知 可能機轉：會抑制血小板凝集作用。
結果	可能會增加出血的危險。[1-2]
臨床處置	併用時建議密切監測是否有出現出血的症狀。
參考資料	1. Williamson E, Driver S, Baxter K. Stockley's herbal medicines interactions. London: Pharmaceutical Press. 2009. 2. Norred CL, Brinker F. Potential coagulation effects of preoperative complementary and alternative medicines. Altern Ther Health Med 2001; 7: 58-67.

西藥	中草藥/保健品(英文名)
B01AC06	止血藥
Aspirin	棕櫚 (*Saw Palmetto*)

	西藥	中草藥/保健品(英文名)

<table>
<tr><td rowspan="2">類別</td><td>西藥</td><td>中草藥/保健品(英文名)</td></tr>
</table>

類別 名稱

西藥　　　　**中草藥/保健品(英文名)**

| 類別 | **B01AC06** | 止血藥 |
| 名稱 | **Aspirin** | 棕櫚 (*Saw Palmetto*) |

嚴重程度

1.MICROMEDEX®　　　☐禁忌症　　☐嚴重　☐中度　☐輕度　■無交互作用

2.Lexi-Interact™　　　　　　　　　☐嚴重　☐中度　☐輕度　■無交互作用

3.Natural Medicines Comprehensive Database (NMCD)　☐嚴重　■中度　☐輕度　☐無交互作用

　　NMCD 證據等級　　　　☐A　　☐B　　☐C　　■D

機轉

☐藥物動力學　　■藥物藥效學　　　☐藥物動力學+藥物藥效學　　☐未知

可能機轉：棕櫚會延長出血時間。

結果

可能會增加出血的危險。[1-2]

臨床處置

併用時建議密切監測是否有出現出血的症狀。

參考資料

1. Blalock SJ, Gregory PJ, Patel RA, Norton LL, Callahan LF, Jordan JM. Factors associated with potential medication-herb/natural product interactions in a rural community. Altern Ther Health Med 2009; 15: 26-34.
2. Bush TM, Rayburn KS, Holloway SW, et al. Adverse interactions between herbal and dietary substances and prescription medications: a clinical survey. Altern Ther Health Med 2007; 13: 30-35.

	西藥	中草藥/保健品(英文名)
類別名稱	**B01AC06**	補益藥
	Aspirin	當歸 (*Dong Quai*)

<table>
<tr><td rowspan="4">嚴重程度</td><td colspan="2">

1.MICROMEDEX®　　□禁忌症　　□嚴重　□中度　□輕度　■無交互作用

2.Lexi-Interact™　　　　　　　　■嚴重　□中度　□輕度　□無交互作用

3.Natural Medicines Comprehensive Database (NMCD)　　　■嚴重　□中度　□輕度　□無交互作用

　　NMCD 證據等級　　　　　□A　　　□B　　　□C　　　■D
</td></tr>
</table>

機轉

□藥物動力學　　■藥物藥效學　　　　□藥物動力學+藥物藥效學　　　□未知

可能機轉：會抑制血小板凝集作用。

結果

可能會增加出血的危險。[1-5]

臨床處置

如果可以應盡量避免併用，併用時應留意監測出血的症狀。

參考資料

1. Ulbricht CE. *Natural Standard Herbs & Supplement Reference: Evidence-Based Clinical Review.* St. Louis, Mo.: Mosby/Elsevier; 2005.
2. Kuhn MA. Herbal remedies: drug-herb interactions. Crit Care Nurse 2002; 22: 22-28, 30, 32.
3. Valli G, Giardina EG. Benefits, adverse effects and drug interactions of herbal therapies with cardiovascular effects. J Am Coll Cardiol 2002; 39: 1083-1095.
4. Scott GN, Elmer GW. Update on natural product-drug interactions. Am J Health Syst Pharm 2002; 59: 339-347.
5. Davidson P, Hancock K, Leung D, et al. Traditional Chinese Medicine and heart disease: What does Western medicine and nursing science know about it? European Journal of Cardiovascular Nursing 2003; 2: 171-181.

西藥	中草藥/保健品(英文名)
類別	B01AC06	解表藥

	西藥	中草藥/保健品(英文名)
類別	B01AC06	解表藥
名稱	**Aspirin**	葛根 (*Kudzu*)

嚴重程度

1.MICROMEDEX® ☐禁忌症 ☐嚴重 ☐中度 ☐輕度 ☐無交互作用

2.Lexi-Interact™ ☐嚴重 ☐中度 ☐輕度 ■無交互作用

3.Natural Medicines Comprehensive ☐嚴重 ■中度 ☐輕度 ☐無交互作用
Database (NMCD)

NMCD 證據等級 ☐A ☐B ☐C ■D

機轉

☐藥物動力學 ■藥物藥效學 ☐藥物動力學+藥物藥效學 ☐未知

可能機轉：葛根具有抗血小板的活性。

結果

可能會增加出血的危險。[1]

臨床處置

併用時建議密切監測是否有出現出血的症狀。

參考資料

1. Williamson E, Driver S, Baxter K. Stockley's herbal medicines interactions. London: Pharmaceutical Press. 2009.

	西藥	中草藥/保健品(英文名)
類別名稱	**B01AC06**	溫中袪寒藥
	Aspirin	辣椒 (*Cayenne*)

嚴重程度	
1.MICROMEDEX®	□禁忌症　□嚴重　□中度　□輕度　■無交互作用
2.Lexi-Interact™	□嚴重　□中度　□輕度　■無交互作用
3.Natural Medicines Comprehensive Database (NMCD)	□嚴重　■中度　□輕度　□無交互作用
NMCD 證據等級	□A　　□B　　□C　　■D

機轉	□藥物動力學　■藥物藥效學　　□藥物動力學+藥物藥效學　　□未知
	可能機轉：抑制血小板凝集。

結果	可能會增加出血的危險。[1-4]

臨床處置	併用時應小心。

參考資料	1. Stargrove MB, Treasure J, McKee DL. Herb, nutrient, and drug interactions :clinical implications and therapeutic strategies St. Louis, Mo.: Mosby Elsevier; 2008. 2. Philp RB. Herbal-drug interactions and adverse effects: An evidence-based quick reference guide. USA: McGraw-Hill Professional; 2004. 3. Norred CL, Brinker F. Potential coagulation effects of preoperative complementary and alternative medicines. Altern Ther Health Med 2001; 7: 58-67. 4. Poppenga RH. Herbal medicine: potential for intoxication and interactions with conventional drugs. Clin Tech Small Anim Pract 2002; 17: 6-18.

西藥	中草藥/保健品(英文名)
B01AC06	補益藥
Aspirin	靈芝 (*Reishi*)

類別名稱		

嚴重程度

1.MICROMEDEX®　☐禁忌症　☐嚴重　☐中度　☐輕度　☐無交互作用

2.Lexi-Interact™　■嚴重　☐中度　☐輕度　☐無交互作用

3.Natural Medicines Comprehensive Database (NMCD)　☐嚴重　■中度　☐輕度　☐無交互作用

NMCD 證據等級　☐A　☐B　☐C　■D

機轉

☐藥物動力學　■藥物藥效學　☐藥物動力學+藥物藥效學　☐未知

可能機轉：每天服用 3 克以上的靈芝可能會減少血小板凝集作用。

結果

可能會增加出血的危險。[1]

臨床處置

併用時應小心。

參考資料

1. Markowitz JS, DeVane CL. The emerging recognition of herb-drug interactions with a focus on St. John's wort (Hypericum perforatum). Psychopharmacol Bull 2001; 35: 53-64.

西藥				中草藥/保健品(英文名)			
類別	**B01AC06**			活血袪瘀藥			
名稱	**Aspirin**			薑黃 (*Turmeric*)			

嚴重程度							
1.MICROMEDEX®	☐禁忌症	☐嚴重	☐中度	☐輕度	■無交互作用
2.Lexi-Interact™		■嚴重	☐中度	☐輕度	☐無交互作用
3.Natural Medicines Comprehensive Database (NMCD)		☐嚴重	■中度	☐輕度	☐無交互作用
NMCD 證據等級		☐A	☐B	☐C	■D

機轉

☐藥物動力學　　■藥物藥效學　　　☐藥物動力學＋藥物藥效學　　☐未知

可能機轉：薑黃有抗血小板作用。

結果

可能會增加出血的危險。[1-3]

臨床處置

如果可以應盡量避免併用，如果須併用則建議密切監測是否有出現出血的症狀。

參考資料

1. Philp RB. Herbal-drug interactions and adverse effects: An evidence-based quick reference guide. USA: McGraw-Hill Professional; 2004.
2. Norred CL, Brinker F. Potential coagulation effects of preoperative complementary and alternative medicines. Altern Ther Health Med 2001; 7: 58-67.
3. Kuhn MA. Herbal remedies: drug-herb interactions. Crit Care Nurse 2002; 22: 22-28, 30, 32.

西藥	中草藥/保健品(英文名)
B01AC04	芳香驅風藥
Clopidogrel	丁香 *(Clove)*

類別名稱

嚴重程度

1.MICROMEDEX®　　□禁忌症　　□嚴重　■中度　□輕度　□無交互作用
2.Lexi-Interact™　　　　　　　□嚴重　□中度　□輕度　□無交互作用
3.Natural Medicines Comprehensive　□嚴重　□中度　■輕度　□無交互作用
　Database (NMCD)

　NMCD 證據等級　　　　　□A　　□B　　□C　　■D

機轉

□藥物動力學　　■藥物藥效學　　□藥物動力學+藥物藥效學　　□未知

可能機轉：丁香會抑制 cyclooxygenase。

結果

可能會增加出血的危險。[1]

臨床處置

如果可以應盡量避免併用，如果須併用則建議密切監測是否有出現出血的症狀。

參考資料

1.　Ulbricht CE. *Natural Standard Herbs & Supplement Reference: Evidence-Based Clinical Review.* St. Louis, Mo.: Mosby/Elsevier; 2005.

西藥				中草藥/保健品(英文名)			
類別	**B01AC04**			補益藥			
名稱	**Clopidogrel**			人參 (*Asian Ginseng*)			

嚴重程度	1.MICROMEDEX®	☐禁忌症	☐嚴重	☐中度	☐輕度	■無交互作用
	2.Lexi-Interact™		■嚴重	☐中度	☐輕度	☐無交互作用
	3.Natural Medicines Comprehensive Database (NMCD)		☐嚴重	■中度	☐輕度	☐無交互作用
	NMCD 證據等級		☐A	■B	☐C	☐D

機轉

☐藥物動力學　　■藥物藥效學　　　☐藥物動力學+藥物藥效學　　☐未知

可能機轉：體外試驗發現人參中的 ginsenoside 會抑制血小板凝集作用；但人體試驗卻發現人參不會影響血小板凝集。

結果

可能會增加出血的危險。[1-3]

臨床處置

併用時應小心，建議密切監測是否有出現出血的症狀。

參考資料

1. Ko RJ. A U.S. perspective on the adverse reactions from traditional Chinese medicines. J Chin Med Assoc 2004; 67: 109-116.
2. Davidson P, Hancock K, Leung D, et al. Traditional Chinese Medicine and heart disease: What does Western medicine and nursing science know about it? European Journal of Cardiovascular Nursing 2003; 2: 171-181.
3. Brulotte J, Vohra S. Epidemiology of NHP-drug interactions: identification and evaluation. Curr Drug Metab 2008; 9: 1049-1054.

	西藥	中草藥/保健品(英文名)
類別	**B01AC04**	驅蟲藥
名稱	**Clopidogrel**	大蒜 (*Garlic*)

嚴重程度

1.MICROMEDEX®　　□禁忌症　　□嚴重　　■中度　　□輕度　　□無交互作用

2.Lexi-Interact™　　　　　　　■嚴重　　□中度　　□輕度　　□無交互作用

3.Natural Medicines Comprehensive Database (NMCD)　　□嚴重　　■中度　　□輕度　　□無交互作用

　NMCD 證據等級　　□A　　■B　　□C　　■D

機轉

□藥物動力學　　　□藥物藥效學　　　■藥物動力學+藥物藥效學　　　□未知

可能機轉：大蒜會降低 thromboxane B2 而抑制血小板凝集作用。有研究發現大蒜的成分會誘導 CYP3A4，但亦有研究提出對 CYP3A4 並無影響；故其對臨床的影響尚無定論。

結果

可能會增加出血的危險。[1-3]

臨床處置

正常飲食中食用的大蒜並不會造成問題，但如果有大量攝取時 (如服用含大蒜成分的保健食品) 就應特別留意。如果可以應盡量避免併用，若須併用則建議密切監測凝血時間，以及是否有出現出血的症狀。

參考資料

1. Stargrove MB, Treasure J, McKee DL. Herb, nutrient, and drug interactions :clinical implications and therapeutic strategies St. Louis, Mo.: Mosby Elsevier; 2008.
2. Ly J, Percy L, Dhanani S. Use of dietary supplements and their interactions with prescription drugs in the elderly. Am J Health Syst Pharm 2002; 59: 1759-1762.
3. Aggarwal A, Ades PA. Interactions of herbal remedies with prescription cardiovascular medications. Coron Artery Dis 2001; 12: 581-584.

	西藥	中草藥/保健品(英文名)
類別	**B01AC04**	活血祛瘀藥
名稱	**Clopidogrel**	丹參 *(Danshen)*

<table>
<tr><td rowspan="6">嚴重程度</td><td colspan="2">

1.MICROMEDEX®　　□禁忌症　　□嚴重　□中度　□輕度　□無交互作用

2.Lexi-Interact™　　　　　　　□嚴重　□中度　□輕度　□無交互作用

3.Natural Medicines Comprehensive　■嚴重　□中度　□輕度　□無交互作用
　Database (NMCD)

　NMCD 證據等級　　　　　　□A　　　□B　　　□C　　　■D
</td></tr>
</table>

機轉	□藥物動力學　　■藥物藥效學　　　□藥物動力學+藥物藥效學　　　□未知
	可能機轉：丹參具有抗血栓作用。

結果	可能會增加出血的危險。[1-5]

臨床處置	如果可以應盡量避免併用。

參考資料

1. Philp RB. Herbal-drug interactions and adverse effects: An evidence-based quick reference guide. USA: McGraw-Hill Professional; 2004.
2. Ulbricht CE. *Natural Standard Herbs & Supplement Reference: Evidence-Based Clinical Review.* St. Louis, Mo.: Mosby/Elsevier; 2005.
3. Williamson E, Driver S, Baxter K. Stockley's herbal medicines interactions. London: Pharmaceutical Press. 2009.
4. Boullata J. Natural health product interactions with medication. Nutrition in Clinical Practice 2005; 20: 33-51.
5. Davidson P, Hancock K, Leung D, et al. Traditional Chinese Medicine and heart disease: What does Western medicine and nursing science know about it? European Journal of Cardiovascular Nursing 2003; 2: 171-181.

西藥	中草藥/保健品(英文名)
類別 **B01AC04**	辛涼解表藥
名稱 **Clopidogrel**	牛蒡子 (*Burdock*)

嚴重程度	1.MICROMEDEX® ☐禁忌症 ☐嚴重 ☐中度 ☐輕度 ■無交互作用 2.Lexi-Interact™ ☐嚴重 ☐中度 ☐輕度 ■無交互作用 3.Natural Medicines Comprehensive ☐嚴重 ■中度 ☐輕度 ☐無交互作用 　Database (NMCD) 　NMCD 證據等級 ☐A ☐B ☐C ■D
機轉	☐藥物動力學 ■藥物藥效學 ☐藥物動力學+藥物藥效學 ☐未知 可能機轉：牛蒡子會抑制血小板活化因子而減少血小板凝集作用。
結果	可能會增加出血的危險。[1]
臨床處置	併用時建議密切監測是否有出現出血的症狀。
參考資料	1. Ulbricht CE. *Natural Standard Herbs & Supplement Reference: Evidence-Based Clinical Review.* St. Louis, Mo.: Mosby/Elsevier; 2005.

	西藥	中草藥/保健品(英文名)
類別	**B01AC04**	補益藥
名稱	**Clopidogrel**	甘草 (*Licorice*)

嚴重程度	
1.MICROMEDEX®	☐禁忌症　　☐嚴重　■中度　☐輕度　☐無交互作用
2.Lexi-Interact™	■嚴重　☐中度　☐輕度　☐無交互作用
3.Natural Medicines Comprehensive Database (NMCD)	☐嚴重　■中度　☐輕度　☐無交互作用
NMCD 證據等級	☐A　　☐B　　☐C　　■D

機轉

☐藥物動力學　　☐藥物藥效學　　■藥物動力學+藥物藥效學　　☐未知

可能機轉：會抑制凝血酶和血小板凝集作用；曾有研究發現甘草的成分可能會抑制或誘導肝臟酵素 CYP2C9 和 3A4。

結果

可能會增加出血的危險。[1]

臨床處置

併用時建議密切監測是否有出現出血的症狀。

參考資料

1. Cassileth BR. *Herb-Drug Interactions in Oncology*. Lewiston, NY: BC Decker, Inc.; 2003.

西藥	中草藥/保健品(英文名)

類別	**B01AC04**	溫裏袪寒藥
名稱	**Clopidogrel**	生薑 (*Ginger*)

嚴重程度	1.MICROMEDEX® ☐禁忌症 ☐嚴重 ☐中度 ■輕度 ☐無交互作用 2.Lexi-Interact™ ■嚴重 ☐中度 ☐輕度 ☐無交互作用 3.Natural Medicines Comprehensive Database (NMCD) ☐嚴重 ■中度 ☐輕度 ☐無交互作用 NMCD 證據等級 ☐A ■B ☐C ☐D	
機轉	☐藥物動力學 ■藥物藥效學 ☐藥物動力學+藥物藥效學 ☐未知 可能機轉：會抑制 thromboxane B2 的形成及 thromboxane 的合成，並會增加 prostacyclin。	
結果	可能會增加出血的危險。[1-2]	
臨床處置	對臨床的影響尚未確定，併用時建議密切監測是否有出現出血的症狀。研究發現若每日食用超過 4 克的乾薑或 15 克的生薑極可能會影響血液凝集作用。	
參考資料	1. Cassileth BR. *Herb-Drug Interactions in Oncology*. Lewiston, NY: BC Decker, Inc.; 2003. 2. Stargrove MB, Treasure J, McKee DL. Herb, nutrient, and drug interactions :clinical implications and therapeutic strategies St. Louis, Mo.: Mosby Elsevier; 2008.	

	西藥	中草藥/保健品(英文名)
類別名稱	**B01AC04**	補益藥
	Clopidogrel	刺五加 (*Siberian Ginseng*)

嚴重程度	
1.MICROMEDEX®	☐禁忌症　☐嚴重　☐中度　☐輕度　■無交互作用
2.Lexi-Interact™	■嚴重　☐中度　☐輕度　☐無交互作用
3.Natural Medicines Comprehensive Database (NMCD)	☐嚴重　■中度　☐輕度　☐無交互作用
NMCD 證據等級	☐A　　☐B　　☐C　　■D

機轉

☐藥物動力學　　☐藥物藥效學　　■藥物動力學+藥物藥效學　　☐未知

可能機轉：刺五加的成份會抑制血小板凝集作用；體外試驗和動物實驗發現刺五加會抑制 CPY2C9 和 CYP1A2。

結果

可能會增加出血的危險。[1-3]

臨床處置

避免併用，如須併用應密切監測是否有出現出血的症狀。

參考資料

1. Mahady GB. *Botanical Dietary Supplements: Quality, Safety and Efficacy.* Lisse, The Netherlands: Swets & Zeitlinger Publishers; 2001.
2. Stargrove MB, Treasure J, McKee DL. Herb, nutrient, and drug interactions :clinical implications and therapeutic strategies St. Louis, Mo.: Mosby Elsevier; 2008.
3. Ko RJ. A U.S. perspective on the adverse reactions from traditional Chinese medicines. J Chin Med Assoc 2004; 67: 109-116.

	西藥	中草藥/保健品(英文名)
類別	**B01AC04**	清熱藥
名稱	**Clopidogrel**	穿心蓮 (*Andrographis*)

嚴重程度	
1.MICROMEDEX®	☐禁忌症　☐嚴重　☐中度　☐輕度　■無交互作用
2.Lexi-Interact™	☐嚴重　☐中度　☐輕度　☐無交互作用
3.Natural Medicines Comprehensive Database (NMCD)	☐嚴重　■中度　☐輕度　☐無交互作用
NMCD 證據等級	☐A　　☐B　　☐C　　■D

機轉

☐藥物動力學　　■藥物藥效學　　　☐藥物動力學+藥物藥效學　　☐未知

可能機轉：會抑制血小板凝集作用。

結果

可能會增加出血的危險。[1-2]

臨床處置

併用時建議密切監測是否有出現出血的症狀。

參考資料

1. Rogers EA, Gough JE, Brewer KL. Are emergency department patients at risk for herb-drug interactions? Acad Emerg Med 2001; 8: 932-934.
2. Williamson E, Driver S, Baxter K. Stockley's herbal medicines interactions. London: Pharmaceutical Press. 2009.

	西藥	中草藥/保健品(英文名)
類別	**B01AC04**	止血藥
名稱	**Clopidogrel**	棕櫚 (*Saw Palmetto*)
嚴重程度	1.MICROMEDEX® □禁忌症　　□嚴重　□中度　□輕度　■無交互作用 2.Lexi-Interact™　　　　　　□嚴重　□中度　□輕度　■無交互作用 3.Natural Medicines Comprehensive　□嚴重　■中度　□輕度　□無交互作用 　Database (NMCD) 　NMCD 證據等級　　　　□A　　□B　　□C　　■D	
機轉	□藥物動力學　　■藥物藥效學　　　□藥物動力學+藥物藥效學　　□未知 可能機轉：棕櫚會延長出血時間。	
結果	可能會增加出血的危險。[1]	
臨床處置	併用時建議密切監測是否有出現出血的症狀。	
參考資料	1.　Ulbricht CE. *Natural Standard Herbs & Supplement Reference: Evidence-Based Clinical Review.* St. Louis, Mo.: Mosby/Elsevier; 2005.	

西藥	中草藥/保健品(英文名)

類別	B01AC04	補益藥
名稱	**Clopidogrel**	**當歸** (*Dong Quai*)

嚴重程度		
1.MICROMEDEX®	☐禁忌症　☐嚴重　☐中度　☐輕度　■無交互作用	
2.Lexi-Interact™	■嚴重　☐中度　☐輕度　☐無交互作用	
3.Natural Medicines Comprehensive Database (NMCD)	■嚴重　☐中度　☐輕度　☐無交互作用	
NMCD 證據等級	☐A　　☐B　　☐C　　■D	

機轉

☐藥物動力學　　■藥物藥效學　　　☐藥物動力學+藥物藥效學　　☐未知

可能機轉：會抑制血小板凝集作用。

結果

可能會增加出血的危險。[1-5]

臨床處置

如果可以應盡量避免併用，併用時應留意監測出血的症狀。

參考資料

1. Philp RB. Herbal-drug interactions and adverse effects: An evidence-based quick reference guide. USA: McGraw-Hill Professional; 2004.
2. Valli G, Giardina EG. Benefits, adverse effects and drug interactions of herbal therapies with cardiovascular effects. J Am Coll Cardiol 2002; 39: 1083-1095.
3. Davidson P, Hancock K, Leung D, et al. Traditional Chinese Medicine and heart disease: What does Western medicine and nursing science know about it? European Journal of Cardiovascular Nursing 2003; 2: 171-181.
4. Boullata JI, Nace AM. Safety issues with herbal medicine. Pharmacotherapy 2000; 20: 257-269.
5. Sood A, Sood R, Brinker FJ, Mann R, Loehrer LL, Wahner-Roedler DL. Potential for Interactions Between Dietary Supplements and Prescription Medications. Am J Med 2008; 121: 207-211.

	西藥	中草藥/保健品(英文名)
類別	**B01AC04**	解表藥
名稱	**Clopidogrel**	葛根 (*Kudzu*)
嚴重程度	1.MICROMEDEX® □禁忌症 □嚴重 □中度 □輕度 □無交互作用 2.Lexi-Interact™ □嚴重 □中度 □輕度 ■無交互作用 3.Natural Medicines Comprehensive Database (NMCD) □嚴重 ■中度 □輕度 □無交互作用 NMCD 證據等級 □A □B □C ■D	
機轉	□藥物動力學 ■藥物藥效學 □藥物動力學+藥物藥效學 □未知 可能機轉：葛根具有抗血小板的活性。	
結果	可能會增加出血的危險。[1]	
臨床處置	併用時建議密切監測是否有出現出血的症狀。	
參考資料	1. Williamson E, Driver S, Baxter K. Stockley's herbal medicines interactions. London: Pharmaceutical Press. 2009.	

西藥				中草藥/保健品(英文名)		
類別名稱	**B01AC04**			溫中祛寒藥		
	Clopidogrel			辣椒 (*Cayenne*)		
嚴重程度	1.MICROMEDEX® ☐禁忌症	☐嚴重	☐中度	☐輕度	■無交互作用	
	2.Lexi-Interact™	☐嚴重	☐中度	☐輕度	■無交互作用	
	3.Natural Medicines Comprehensive Database (NMCD)	☐嚴重	■中度	☐輕度	☐無交互作用	
	NMCD 證據等級	☐A	☐B	☐C	■D	

機轉	☐藥物動力學　　■藥物藥效學　　　☐藥物動力學+藥物藥效學　　☐未知
	可能機轉：抑制血小板凝集。

結果	可能會增加出血的危險。[1-3]

臨床處置	併用時應小心。

參考資料	1. Stargrove MB, Treasure J, McKee DL. Herb, nutrient, and drug interactions :clinical implications and therapeutic strategies St. Louis, Mo.: Mosby Elsevier; 2008. 2. Philp RB. Herbal-drug interactions and adverse effects: An evidence-based quick reference guide. USA: McGraw-Hill Professional; 2004. 3. Poppenga RH. Herbal medicine: potential for intoxication and interactions with conventional drugs. Clin Tech Small Anim Pract 2002; 17: 6-18.

西藥	中草藥/保健品(英文名)
B01AC04	補益藥
Clopidogrel	靈芝 (*Reishi*)

嚴重程度	1.MICROMEDEX® □禁忌症 □嚴重 □中度 □輕度 □無交互作用
	2.Lexi-Interact™ ■嚴重 □中度 □輕度 □無交互作用
	3.Natural Medicines Comprehensive □嚴重 ■中度 □輕度 □無交互作用
	     Database (NMCD)
	
	     NMCD 證據等級 □A □B □C ■D

機轉	□藥物動力學 ■藥物藥效學 □藥物動力學+藥物藥效學 □未知 可能機轉：每天服用 3 克以上的靈芝可能會減少血小板凝集作用。
結果	可能會增加出血的危險。[1]
臨床處置	併用時應小心。
參考資料	1. Cassileth BR. *Herb-Drug Interactions in Oncology*. Lewiston, NY: BC Decker, Inc.; 2003.

西藥					中草藥/保健品(英文名)

類別名稱	**B01AC04**				活血祛瘀藥
	Clopidogrel				薑黃 (*Turmeric*)

嚴重程度	1.MICROMEDEX®	☐禁忌症	☐嚴重	☐中度	☐輕度	■無交互作用
	2.Lexi-Interact™		■嚴重	☐中度	☐輕度	☐無交互作用
	3.Natural Medicines Comprehensive Database (NMCD)		☐嚴重	■中度	☐輕度	☐無交互作用
	NMCD 證據等級		☐A	☐B	☐C	■D

機轉

☐藥物動力學　　■藥物藥效學　　　☐藥物動力學+藥物藥效學　　☐未知

可能機轉：薑黃有抗血小板作用。

結果

可能會增加出血的危險。[1-4]

臨床處置

如果可以應盡量避免併用，如果須併用則建議密切監測是否有出現出血的症狀。

參考資料

1. Cassileth BR. *Herb-Drug Interactions in Oncology*. Lewiston, NY: BC Decker, Inc.; 2003.
2. Stargrove MB, Treasure J, McKee DL. Herb, nutrient, and drug interactions :clinical implications and therapeutic strategies St. Louis, Mo.: Mosby Elsevier; 2008.
3. Philp RB. Herbal-drug interactions and adverse effects: An evidence-based quick reference guide. USA: McGraw-Hill Professional; 2004.
4. Sood A, Sood R, Brinker FJ, Mann R, Loehrer LL, Wahner-Roedler DL. Potential for Interactions Between Dietary Supplements and Prescription Medications. Am J Med 2008; 121: 207-211.

西藥				中草藥/保健品(英文名)			
類別	**C01AA05**			瀉下藥			
名稱	**Digoxin**			大黃 (*Da Huang*)			

嚴重程度					
1.MICROMEDEX®	☐禁忌症	☐嚴重	☐中度	☐輕度	☐無交互作用
2.Lexi-Interact™		☐嚴重	☐中度	☐輕度	■無交互作用
3.Natural Medicines Comprehensive Database (NMCD)		☐嚴重	■中度	☐輕度	☐無交互作用
NMCD 證據等級		☐A	☐B	☐C	■D

機轉

☐藥物動力學　　　■藥物藥效學　　　☐藥物動力學+藥物藥效學　　　☐未知

可能機轉：大黃會造成鉀離子流失而增加 digoxin 的毒性。

結果

可能會增加 digoxin 中毒的危險。[1-4]

臨床處置

併用時要小心。

參考資料

1. Tatro DS. *Drug Interaction Facts*. Saint Louis: Wolters Kluwer Health/Facts & Comparisons; 2010.
2. Jennes F, Flaws B. Herb toxicities & drug interactions: A formula approach. Boulder: Blue Poppy Press. 2007.
3. Cassileth BR. *Herb-Drug Interactions in Oncology*. Lewiston, NY: BC Decker, Inc.; 2003.
4. 林聖興：中西藥交互作用資訊網站之建構，中國醫藥大學中西醫結合研究所，2006.

西藥	中草藥/保健品(英文名)
C01AA05	消導藥
Digoxin	山楂 (*Hawthorn*)

類別名稱	(see above)

<table>
<tr><td rowspan="2">嚴重程度</td><td>

1.MICROMEDEX®　　　□禁忌症　　□嚴重　　□中度　　□輕度　　■無交互作用

2.Lexi-Interact™　　　　　　　　□嚴重　　□中度　　□輕度　　■無交互作用

3.Natural Medicines Comprehensive　■嚴重　　□中度　　□輕度　　□無交互作用
　Database (NMCD)

　NMCD 證據等級　　　　　□A　　　□B　　　□C　　　■D

</td></tr>
</table>

機轉	□藥物動力學　　■藥物藥效學　　　□藥物動力學＋藥物藥效學　　□未知 可能機轉：理論上山楂會加強 digoxin 的作用。
結果	加強 digoxin 的作用。[1-18]
臨床處置	避免併用。

參考資料

1. Cassileth BR. *Herb-Drug Interactions in Oncology*. Lewiston, NY: BC Decker, Inc.; 2003.

2. Philp RB. Herbal-drug interactions and adverse effects: An evidence-based quick reference guide. USA: McGraw-Hill Professional; 2004.

3. Stargrove MB, Treasure J, McKee DL. Herb, nutrient, and drug interactions :clinical implications and therapeutic strategies St. Louis, Mo.: Mosby Elsevier; 2008.

4. Ulbricht CE. *Natural Standard Herbs & Supplement Reference: Evidence-Based Clinical Review*. St. Louis, Mo.: Mosby/Elsevier; 2005.

5. Williamson E, Driver S, Baxter K. Stockley's herbal medicines interactions. London: Pharmaceutical Press. 2009.

6. Awang DV, Fugh-Berman A. Herbal interactions with cardiovascular drugs. J Cardiovasc Nurs 2002; 16: 64-70.

7. Kuhn MA. Herbal remedies: drug-herb interactions. Crit Care Nurse 2002; 22: 22-28, 30, 32.

8. Poppenga RH. Herbal medicine: potential for intoxication and interactions with conventional drugs. Clin Tech Small Anim Pract 2002; 17: 6-18.

9. Sorensen JM. Herb-drug, food-drug, nutrient-drug, and drug-drug interactions: mechanisms involved and their medical implications. J Altern Complement Med 2002; 8: 293-308.

10. Tabone S. Herb, nutrient and drug interactions may be hazardous. Tex Nurs 2001; 75: 5, 10, 14.

11. Tankanow R, Tamer HR, Streetman DS, et al. Interaction study between digoxin and a preparation of hawthorn (Crataegus oxyacantha). J Clin Pharmacol 2003; 43: 637-642.

12. Valli G, Giardina EG. Benefits, adverse effects and drug interactions of herbal therapies with cardiovascular effects. J Am Coll Cardiol 2002; 39: 1083-1095.

13. Aggarwal A, Ades PA. Interactions of herbal remedies with prescription cardiovascular medications. Coron Artery Dis 2001; 12: 581-584.

14. Barnes J, Anderson LA, Phillipson JD. Herbal therapeutics: (10) Herbal interactions. Pharmaceutical Journal 2003; 270: 118-121.

15. Boullata J. Natural health product interactions with medication. Nutrition in Clinical Practice 2005; 20: 33-51.

16. Davidson P, Hancock K, Leung D, et al. Traditional Chinese Medicine and heart disease: What does Western medicine and nursing science know about it? European Journal of Cardiovascular Nursing 2003; 2: 171-181.

17. Mills E, Wu P, Johnston BC, Gallicano K, Clarke M, Guyatt G. Natural health product-drug interactions: a systematic review of clinical trials. Ther Drug Monit 2005; 27: 549-557.

18. 林聖興：中西藥交互作用資訊網站之建構，中國醫藥大學中西醫結合研究所，2006。

西藥	中草藥/保健品(英文名)

類別名稱	西藥	中草藥/保健品(英文名)
	C01AA05	活血祛瘀藥
	Digoxin	丹參 *(Danshen)*

<table>
<tr><td rowspan="6">嚴重程度</td><td>1.MICROMEDEX®</td><td>☐禁忌症</td><td>☐嚴重</td><td>☐中度</td><td>☐輕度</td><td>☐無交互作用</td></tr>
<tr><td>2.Lexi-Interact™</td><td></td><td>☐嚴重</td><td>☐中度</td><td>☐輕度</td><td>☐無交互作用</td></tr>
<tr><td>3.Natural Medicines Comprehensive</td><td></td><td>■嚴重</td><td>☐中度</td><td>☐輕度</td><td>☐無交互作用</td></tr>
<tr><td>　Database (NMCD)</td><td></td><td></td><td></td><td></td><td></td></tr>
<tr><td>　NMCD 證據等級</td><td></td><td>☐A</td><td>☐B</td><td>☐C</td><td>■D</td></tr>
</table>

機轉

☐藥物動力學　　■藥物藥效學　　　☐藥物動力學+藥物藥效學　　　☐未知

可能機轉：丹參的結構和藥理作用類似強心配糖體。

結果

會增加心血管作用及心律不整等副作用。[1-6]

臨床處置

避免併用。

參考資料

1. Ulbricht CE. *Natural Standard Herbs & Supplement Reference: Evidence-Based Clinical Review.* St. Louis, Mo.: Mosby/Elsevier; 2005.

2. Williamson E, Driver S, Baxter K. Stockley's herbal medicines interactions. London: Pharmaceutical Press. 2009.

3. Cheng TO. Cardiovascular effects of Danshen. Int J Cardiol 2007; 121: 9-22.

4. Wahed A, Dasgupta A. Positive and negative in vitro interference of chinese medicine Dan Shen in serum digoxin measurement: Elimination of interference by monitoring free digoxin concentration. Am J Clin Pathol 2001; 116: 403-408.

5. 林聖興：中西藥交互作用資訊網站之建構，中國醫藥大學中西醫結合研究所，2006。

	西藥	中草藥/保健品(英文名)
類別	**C01AA05**	補益藥
名稱	**Digoxin**	甘草 (*Licorice*)

嚴重程度	
1.MICROMEDEX®	□禁忌症 □嚴重 ■中度 □輕度 □無交互作用
2.Lexi-Interact™	□嚴重 □中度 □輕度 ■無交互作用
3.Natural Medicines Comprehensive Database (NMCD)	□嚴重 ■中度 □輕度 □無交互作用
NMCD 證據等級	□A □B □C ■D

機轉	□藥物動力學　　■藥物藥效學　　　□藥物動力學+藥物藥效學　　□未知
	可能機轉：甘草可能會造成低血鉀而增加 digoxin 的毒性。

結果	可能會增加 digoxin 中毒的危險。[1-10]

臨床處置	避免併用。

參考資料

1. Cassileth BR. *Herb-Drug Interactions in Oncology*. Lewiston, NY: BC Decker, Inc.; 2003.
2. Tatro DS. *Drug Interaction Facts*. Saint Louis: Wolters Kluwer Health/Facts & Comparisons; 2010.
3. Jennes F, Flaws B. Herb toxicities & drug interactions: A formula approach. Boulder: Blue Poppy Press. 2007.
4. Stargrove MB, Treasure J, McKee DL. Herb, nutrient, and drug interactions :clinical implications and therapeutic strategies St. Louis, Mo.: Mosby Elsevier; 2008.
5. Tabone S. Herb, nutrient and drug interactions may be hazardous. Tex Nurs 2001; 75: 5, 10, 14.
6. Kuhn MA. Herbal remedies: drug-herb interactions. Crit Care Nurse 2002; 22: 22-28, 30, 32.
7. Woodward KN. The potential impact of the use of homeopathic and herbal remedies on monitoring the safety of prescription products. Hum Exp Toxicol

2005; 24: 219-233.

8. Forrelli T. Understanding herb-drug interactions. Techniques in Orthopaedics 2003; 18: 37-45.

9. Boullata J. Natural health product interactions with medication. Nutrition in Clinical Practice 2005; 20: 33-51.

10. 侯鈺琪：含黃酮類中藥與地高辛（Digoxin）之動態學交互作用研究，行政院衛生署中醫藥年報，2005; 23: 165-197.

	西藥	中草藥/保健品(英文名)
類別	**C01AA05**	平肝息風藥
名稱	**Digoxin**	牡蠣 (*Oyster Shell*)

嚴重程度	1.MICROMEDEX®　　□禁忌症　■嚴重　□中度　□輕度　□無交互作用 2.Lexi-Interact™　　□嚴重　□中度　□輕度　□無交互作用 3.Natural Medicines Comprehensive Database (NMCD)　□嚴重　■中度　□輕度　□無交互作用 　　NMCD 證據等級　　□A　　□B　　□C　　■D
機轉	□藥物動力學　　■藥物藥效學　　　□藥物動力學+藥物藥效學　　□未知 可能機轉：高血鈣會增加心律不整的危險。
結果	可能會增加 digoxin 中毒的危險。[1]
臨床處置	併用時要小心。
參考資料	1.　Jennes F, Flaws B. Herb toxicities & drug interactions: A formula approach. Boulder: Blue Poppy Press. 2007.

西藥	中草藥/保健品(英文名)
C01AA05	補益藥
Digoxin	刺五加 (*Siberian Ginseng*)

類別名稱		

嚴重程度

	禁忌症	嚴重	中度	輕度	無交互作用
1.MICROMEDEX®	☐禁忌症	☐嚴重	☐中度	☐輕度	■無交互作用
2.Lexi-Interact™		☐嚴重	☐中度	☐輕度	■無交互作用
3.Natural Medicines Comprehensive Database (NMCD)		☐嚴重	■中度	☐輕度	☐無交互作用

NMCD 證據等級　　☐A　　☐B　　☐C　　■D

機轉

☐藥物動力學　　☐藥物藥效學　　☐藥物動力學+藥物藥效學　　■未知

可能機轉：尚未確定是否為藥物動力學的原因影響 digoxin 濃度，亦或是對 digoxin 血中濃度分析的影響。

結果

Digoxin 血中濃度增加但並無中毒症狀。[1-22]

臨床處置

併用時要小心。

參考資料

1. Cassileth BR. *Herb-Drug Interactions in Oncology*. Lewiston, NY: BC Decker, Inc.; 2003.
2. Mahady GB. *Botanical Dietary Supplements: Quality, Safety and Efficacy*. Lisse, The Netherlands: Swets & Zeitlinger Publishers; 2001.
3. Stargrove MB, Treasure J, McKee DL. Herb, nutrient, and drug interactions :clinical implications and therapeutic strategies St. Louis, Mo.: Mosby Elsevier; 2008.
4. Tatro DS. *Drug Interaction Facts*. Saint Louis: Wolters Kluwer Health/Facts & Comparisons; 2010.
5. Williamson E, Driver S, Baxter K. Stockley's herbal medicines interactions. London: Pharmaceutical Press. 2009.
6. Awang DV, Fugh-Berman A. Herbal interactions with cardiovascular drugs. J Cardiovasc Nurs 2002; 16: 64-70.
7. Brazier NC, Levine MA, Brazier NC, Levine MAH. Drug-herb interaction

among commonly used conventional medicines: a compendium for health care professionals. Am J Ther 2003; 10: 163-169.

8. Chavez ML, Jordan MA, Chavez PI. Evidence-based drug--herbal interactions. Life Sci 2006; 78: 2146-2157.

9. Fugh-Berman A. Herb-drug interactions. Lancet 2000; 355: 134-138.

10. Hu Z, Yang X, Ho PCL, et al. Herb-drug interactions: a literature review. Drugs 2005; 65: 1239-1282.

11. Kuhn MA. Herbal remedies: drug-herb interactions. Crit Care Nurse 2002; 22: 22-28, 30, 32.

12. Poppenga RH. Herbal medicine: potential for intoxication and interactions with conventional drugs. Clin Tech Small Anim Pract 2002; 17: 6-18.

13. Tabone S. Herb, nutrient and drug interactions may be hazardous. Tex Nurs 2001; 75: 5, 10, 14.

14. Valli G, Giardina EG. Benefits, adverse effects and drug interactions of herbal therapies with cardiovascular effects. J Am Coll Cardiol 2002; 39: 1083-1095.

15. Yang XX, Hu ZP, Duan W, et al. Drug-herb interactions: eliminating toxicity with hard drug design. Curr Pharm Des. 2006; 12: 4649-4664.

16. Aggarwal A, Ades PA. Interactions of herbal remedies with prescription cardiovascular medications. Coron Artery Dis 2001; 12: 581-584.

17. Bleakney TL. Deconstructing an adaptogen: Eleutherococcus senticosus. Holist Nurs Pract 2008; 22: 220-224.

18. Dasgupta A, Wu S, Actor J, Olsen M, Wells A, Datta P. Effect of Asian and Siberian ginseng on serum digoxin measurement by five digoxin immunoassays: Significant variation in digoxin-like immunoreactivity among commercial ginsengs. Am J Clin Pathol 2003; 119: 298-303.

19. Gardiner P, Phillips R, Shaughnessy AF. Herbal and dietary supplement-drug interactions in patients with chronic illnesses. Am Fam Physician 2008; 77: 73-80.

20. Scott GN, Elmer GW. Update on natural product-drug interactions. Am J Health Syst Pharm 2002; 59: 339-347.

21. Zhou SF, Xue CC, Yu XQ et al. Metabolic activation of herbal and dietary constituents and its clinical and toxicological implications: an update. Curr Drug Metab 2007;8:526-53.

22. 林聖興：中西藥交互作用資訊網站之建構，中國醫藥大學中西醫結合研究所，2006।

西藥	中草藥/保健品(英文名)
類別 C01AA05	溫中袪寒藥
名稱 **Digoxin**	胡椒 (*Pepper*)

嚴重程度

1.MICROMEDEX® □禁忌症 □嚴重 □中度 □輕度 □無交互作用

2.Lexi-Interact™ □嚴重 □中度 □輕度 □無交互作用

3.Natural Medicines Comprehensive Database (NMCD) □嚴重 ■中度 □輕度 □無交互作用

NMCD 證據等級 □A □B □C ■D

機轉

■藥物動力學 □藥物藥效學 □藥物動力學+藥物藥效學 □未知

可能機轉：理論上胡椒會增加 p-glycoprotein 的濃度，但胡椒的成分 piperine 在體外試驗卻反而會抑制 p-glycoprotein。

結果

可能會影響 digoxin 血中濃度。[1]

臨床處置

併用時要小心。

參考資料

1. Williamson E, Driver S, Baxter K. Stockley's herbal medicines interactions. London: Pharmaceutical Press. 2009.

西藥	中草藥/保健品(英文名)
類別 C01AA05	瀉下藥
名稱 **Digoxin**	番瀉葉 (*Senna*)

嚴重程度	
1.MICROMEDEX®	☐禁忌症　☐嚴重　■中度　☐輕度　☐無交互作用
2.Lexi-Interact™	☐嚴重　☐中度　☐輕度　■無交互作用
3.Natural Medicines Comprehensive Database (NMCD)	☐嚴重　■中度　☐輕度　☐無交互作用
NMCD 證據等級	☐A　　☐B　　☐C　　■D

機轉

☐藥物動力學　　■藥物藥效學　　☐藥物動力學+藥物藥效學　　☐未知

可能機轉：番瀉葉會造成低血鉀。

結果

可能會增加 digoxin 中毒的危險。[1]

臨床處置

服用 digoxin 的病人應避免服用番瀉葉；如果併用後出現 digoxin 中毒的現象，應停止服用番瀉葉並監測血鉀濃度。

參考資料

1. Valli G, Giardina EG. Benefits, adverse effects and drug interactions of herbal therapies with cardiovascular effects. J Am Coll Cardiol 2002; 39: 1083-1095.

西藥					中草藥/保健品(英文名)			

類別名稱	**C01AA05**				瀉下藥			
	Digoxin				蘆薈 (*Aloe Vera*)			

嚴重程度

		☐禁忌症	☐嚴重	■中度	☐輕度	☐無交互作用
1.MICROMEDEX®						
2.Lexi-Interact™			☐嚴重	☐中度	☐輕度	■無交互作用
3.Natural Medicines Comprehensive Database (NMCD)			■嚴重	☐中度	☐輕度	☐無交互作用
NMCD 證據等級		☐A	☐B	☐C	■D	

機轉

☐藥物動力學　　■藥物藥效學　　　☐藥物動力學+藥物藥效學　　☐未知

可能機轉：蘆薈會造成低血鉀。

結果

可能會增加 digoxin 中毒的危險。[1-8]

臨床處置

服用 digoxin 的病人應避免服用蘆薈；如果併用後出現 digoxin 中毒的現象，應停止服用蘆薈並監測血鉀濃度。

參考資料

1. Cassileth BR. *Herb-Drug Interactions in Oncology*. Lewiston, NY: BC Decker, Inc.; 2003.
2. Ulbricht CE. *Natural Standard Herbs & Supplement Reference: Evidence-Based Clinical Review*. St. Louis, Mo.: Mosby/Elsevier; 2005.
3. Philp RB. Herbal-drug interactions and adverse effects: An evidence-based quick reference guide. USA: McGraw-Hill Professional; 2004.
4. Tabone S. Herb, nutrient and drug interactions may be hazardous. Tex Nurs 2001; 75: 5, 10, 14.
5. Kuhn MA. Herbal remedies: drug-herb interactions. Crit Care Nurse 2002; 22: 22-28, 30, 32.
6. Poppenga RH. Herbal medicine: potential for intoxication and interactions with conventional drugs. Clin Tech Small Anim Pract 2002; 17: 6-18.
7. Buehler BA. Interactions of Herbal Products with Conventional Medicines and Potential Impact on Pregnancy. Birth Defects Res B Dev Reprod Toxicol 2003; 68: 494-495.

8. Boullata J. Natural health product interactions with medication. Nutrition in Clinical Practice 2005; 20: 33-51.

西藥	中草藥/保健品(英文名)
B01AC07	芳香驅風藥
Dipyridamole	丁香 (*Clove*)

類別

名稱

嚴重程度

1. MICROMEDEX®　　　☐禁忌症　　☐嚴重　■中度　☐輕度　☐無交互作用
2. Lexi-Interact™　　　　　　　　　☐嚴重　☐中度　☐輕度　☐無交互作用
3. Natural Medicines Comprehensive　☐嚴重　☐中度　■輕度　☐無交互作用
　 Database (NMCD)

　 NMCD 證據等級　　　　☐A　　☐B　　☐C　　■D

機轉

☐藥物動力學　　■藥物藥效學　　☐藥物動力學+藥物藥效學　　☐未知

可能機轉：丁香會抑制 cyclooxygenase。

結果

可能會增加出血的危險。[1]

臨床處置

如果可以應盡量避免併用，如果須併用則建議密切監測是否有出現出血的症狀。

參考資料

1. Philp RB. Herbal-drug interactions and adverse effects: An evidence-based quick reference guide. USA: McGraw-Hill Professional; 2004.

	西藥	中草藥/保健品(英文名)
類別	**B01AC07**	補益藥
名稱	**Dipyridamole**	人參 (*Asian Ginseng*)

嚴重程度	1.MICROMEDEX® ☐禁忌症 ☐嚴重 ☐中度 ☐輕度 ■無交互作用 2.Lexi-Interact™ ■嚴重 ☐中度 ☐輕度 ☐無交互作用 3.Natural Medicines Comprehensive ☐嚴重 ■中度 ☐輕度 ☐無交互作用 Database (NMCD) NMCD 證據等級 ☐A ■B ☐C ☐D
機轉	☐藥物動力學 ■藥物藥效學 ☐藥物動力學+藥物藥效學 ☐未知 可能機轉：體外試驗發現人參中的 ginsenoside 會抑制血小板凝集作用；但人體試驗卻發現人參不會影響血小板凝集。
結果	可能會增加出血的危險。[1-3]
臨床處置	併用時應小心，建議密切監測是否有出現出血的症狀。
參考資料	1. Ko RJ. A U.S. perspective on the adverse reactions from traditional Chinese medicines. J Chin Med Assoc 2004; 67: 109-116. 2. Davidson P, Hancock K, Leung D, et al. Traditional Chinese Medicine and heart disease: What does Western medicine and nursing science know about it? European Journal of Cardiovascular Nursing 2003; 2: 171-181. 3. Brulotte J, Vohra S. Epidemiology of NHP-drug interactions: identification and evaluation. Curr Drug Metab 2008; 9: 1049-1054.

西藥					中草藥/保健品(英文名)			

<table>
<tr><td rowspan="2">類
別
名
稱</td><td colspan="5" align="center">B01AC07</td><td colspan="4" align="center">袪寒藥</td></tr>
<tr><td colspan="5" align="center">Dipyridamole</td><td colspan="4" align="center">大蒜 (Garlic)</td></tr>
</table>

嚴重程度

1.MICROMEDEX®　☐禁忌症　☐嚴重　■中度　☐輕度　☐無交互作用

2.Lexi-Interact™　　　　　■嚴重　☐中度　☐輕度　☐無交互作用

3.Natural Medicines Comprehensive　☐嚴重　■中度　☐輕度　☐無交互作用
　Database (NMCD)

　NMCD 證據等級　　　☐A　　☐B　　☐C　　■D

機轉

☐藥物動力學　■藥物藥效學　　☐藥物動力學+藥物藥效學　　☐未知

可能機轉：大蒜會降低 thromboxane B2 而抑制血小板凝集作用。

結果

可能會增加出血的危險。[1-4]

臨床處置

正常飲食中食用的大蒜並不會造成問題，但如果有大量攝取時 (如服用含大蒜成分的保健食品) 就應特別留意。如果可以應盡量避免併用，若須併用則建議密切監測凝血時間，以及是否有出現出血的症狀。

參考資料

1. Stargrove MB, Treasure J, McKee DL. Herb, nutrient, and drug interactions :clinical implications and therapeutic strategies St. Louis, Mo.: Mosby Elsevier; 2008.

2. Pal D, Mitra AK. MDR- and CYP3A4-mediated drug-herbal interactions. Life Sci 2006; 78: 2131-2145.

3. Blalock SJ, Gregory PJ, Patel RA, Norton LL, Callahan LF, Jordan JM. Factors associated with potential medication-herb/natural product interactions in a rural community. Altern Ther Health Med 2009; 15: 26-34.

4. 毛曉琴、謝海棠、周宏灝：多藥耐藥蛋白和 CYP3A4 介導的中草藥-西藥相互作用，中國臨床藥理學與治療學，2007; 07.

西藥		中草藥/保健品(英文名)
類別名稱	**B01AC07**	活血祛瘀藥
	Dipyridamole	丹參 (*Danshen*)

<table>
<tr><td rowspan="6">嚴重程度</td><td>1.MICROMEDEX®</td><td>☐禁忌症</td><td>☐嚴重</td><td>☐中度</td><td>☐輕度</td><td>☐無交互作用</td></tr>
<tr><td>2.Lexi-Interact™</td><td></td><td>☐嚴重</td><td>☐中度</td><td>☐輕度</td><td>☐無交互作用</td></tr>
<tr><td>3.Natural Medicines Comprehensive Database (NMCD)</td><td></td><td>■嚴重</td><td>☐中度</td><td>☐輕度</td><td>☐無交互作用</td></tr>
<tr><td>NMCD 證據等級</td><td></td><td>☐A</td><td>☐B</td><td>☐C</td><td>■D</td></tr>
</table>

機轉	☐藥物動力學　　■藥物藥效學　　　☐藥物動力學+藥物藥效學　　☐未知
	可能機轉：丹參具有抗血栓作用。

結果	可能會增加出血的危險。[1-5]

臨床處置	如果可以應盡量避免併用。

參考資料	1. Philp RB. Herbal-drug interactions and adverse effects: An evidence-based quick reference guide. USA: McGraw-Hill Professional; 2004. 2. Ulbricht CE. *Natural Standard Herbs & Supplement Reference: Evidence-Based Clinical Review.* St. Louis, Mo.: Mosby/Elsevier; 2005. 3. Williamson E, Driver S, Baxter K. Stockley's herbal medicines interactions. London: Pharmaceutical Press. 2009. 4. Boullata J. Natural health product interactions with medication. Nutrition in Clinical Practice 2005; 20: 33-51. 5. Davidson P, Hancock K, Leung D, et al. Traditional Chinese Medicine and heart disease: What does Western medicine and nursing science know about it? European Journal of Cardiovascular Nursing 2003; 2: 171-181.

西藥	中草藥/保健品(英文名)
B01AC07	辛涼解表藥
Dipyridamole	牛蒡子 (*Burdock*)

類別名稱	

嚴重程度

1.MICROMEDEX®　　□禁忌症　□嚴重　□中度　□輕度　■無交互作用

2.Lexi-Interact™　　　　　　□嚴重　□中度　□輕度　■無交互作用

3.Natural Medicines Comprehensive 　□嚴重　■中度　□輕度　□無交互作用
　Database (NMCD)

　NMCD 證據等級　　　　　□A　　□B　　□C　　■D

機轉

□藥物動力學　　■藥物藥效學　　□藥物動力學+藥物藥效學　　□未知

可能機轉：牛蒡子會抑制血小板活化因子而減少血小板凝集作用。

結果

可能會增加出血的危險。[1]

臨床處置

併用時建議密切監測是否有出現出血的症狀。

參考資料

1. Ulbricht CE. *Natural Standard Herbs & Supplement Reference: Evidence-Based Clinical Review.* St. Louis, Mo.: Mosby/Elsevier; 2005.

	西藥	中草藥/保健品(英文名)
類別	**B01AC07**	補益藥
名稱	**Dipyridamole**	甘草 (*Licorice*)

嚴重程度	
1.MICROMEDEX®	☐禁忌症　☐嚴重　■中度　☐輕度　☐無交互作用
2.Lexi-Interact™	■嚴重　☐中度　☐輕度　☐無交互作用
3.Natural Medicines Comprehensive Database (NMCD)	☐嚴重　☐中度　☐輕度　■無交互作用
NMCD 證據等級	☐A　　☐B　　☐C　　☐D

機轉

☐藥物動力學　　■藥物藥效學　　☐藥物動力學+藥物藥效學　　☐未知

可能機轉：會抑制凝血酶和血小板凝集作用。

結果

可能會增加出血的危險。[1]

臨床處置

併用時建議密切監測是否有出現出血的症狀。

參考資料

1. Cassileth BR. *Herb-Drug Interactions in Oncology*. Lewiston, NY: BC Decker, Inc.; 2003.

西藥	中草藥/保健品(英文名)
B01AC07	溫裏祛寒藥
Dipyridamole	生薑 (*Ginger*)

嚴重程度

1.MICROMEDEX®　□禁忌症　□嚴重　□中度　■輕度　□無交互作用

2.Lexi-Interact™　■嚴重　□中度　□輕度　□無交互作用

3.Natural Medicines Comprehensive Database (NMCD)　□嚴重　■中度　□輕度　□無交互作用

　　NMCD 證據等級　□A　■B　□C　□D

機轉

□藥物動力學　■藥物藥效學　□藥物動力學+藥物藥效學　□未知

可能機轉：會抑制 thromboxane B2 的形成及 thromboxane 的合成，並會增加 prostacyclin。

結果

可能會增加出血的危險。[1-3]

臨床處置

對臨床的影響尚未確定，併用時建議密切監測是否有出現出血的症狀。研究發現若每日食用超過 4 克的乾薑或 15 克的生薑極可能會影響血液凝集作用。

參考資料

1. Jennes F, Flaws B. Herb toxicities & drug interactions: A formula approach. Boulder: Blue Poppy Press. 2007.
2. Stargrove MB, Treasure J, McKee DL. Herb, nutrient, and drug interactions :clinical implications and therapeutic strategies St. Louis, Mo.: Mosby Elsevier; 2008.
3. Cassileth BR. *Herb-Drug Interactions in Oncology*. Lewiston, NY: BC Decker, Inc.; 2003.

西藥	中草藥/保健品(英文名)
B01AC07	補益藥
Dipyridamole	刺五加 (*Siberian Ginseng*)

類別名稱		

嚴重程度

1.MICROMEDEX®　　□禁忌症　　□嚴重　　□中度　　□輕度　　■無交互作用

2.Lexi-Interact™　　　　　　　　■嚴重　　□中度　　□輕度　　□無交互作用

3.Natural Medicines Comprehensive Database (NMCD)　　□嚴重　　■中度　　□輕度　　□無交互作用

　　NMCD 證據等級　　　　　　□A　　　□B　　　□C　　　■D

機轉

□藥物動力學　　■藥物藥效學　　　□藥物動力學+藥物藥效學　　□未知

可能機轉：刺五加的成份會抑制血小板凝集作用。

結果

可能會增加出血的危險。[1-3]

臨床處置

避免併用，如須併用應密切監測是否有出現出血的症狀。

參考資料

1. Mahady GB. *Botanical Dietary Supplements: Quality, Safety and Efficacy.* Lisse, The Netherlands: Swets & Zeitlinger Publishers; 2001.
2. Stargrove MB, Treasure J, McKee DL. Herb, nutrient, and drug interactions :clinical implications and therapeutic strategies St. Louis, Mo.: Mosby Elsevier; 2008.
3. Ko RJ. A U.S. perspective on the adverse reactions from traditional Chinese medicines. J Chin Med Assoc 2004; 67: 109-116.

西藥				中草藥/保健品(英文名)			
類別	**B01AC07**				**清熱藥**		
名稱	**Dipyridamole**				**穿心蓮 (Androgographis)**		

嚴重程度

1. MICROMEDEX® □禁忌症 □嚴重 □中度 □輕度 ■無交互作用
2. Lexi-Interact™ □嚴重 □中度 □輕度 □無交互作用
3. Natural Medicines Comprehensive Database (NMCD) 嚴重 ■中度 □輕度 □無交互作用

   NMCD 證據等級 □A □B □C ■D

機轉

□藥物動力學　■藥物藥效學　　□藥物動力學+藥物藥效學　　□未知

可能機轉：會抑制血小板凝集作用。

結果

可能會增加出血的危險。[1-2]

臨床處置

併用時建議密切監測是否有出現出血的症狀。

參考資料

1. Shaw HS, Kroll DJ. The convergence of herb pharmacodynamics and herb-drug interactions on hemostasis. Altern Ther Health Med 2001; 7: 46-7.
2. Williamson E, Driver S, Baxter K. Stockley's herbal medicines interactions. London: Pharmaceutical Press. 2009.

西藥	中草藥/保健品(英文名)
B01AC07	止血藥
Dipyridamole	棕櫚 (*Saw Palmetto*)

<table>
<tr><td rowspan="5">嚴重程度</td><td>1.MICROMEDEX®</td><td>□禁忌症</td><td>□嚴重</td><td>□中度</td><td>□輕度</td><td>■無交互作用</td></tr>
<tr><td>2.Lexi-Interact™</td><td></td><td>□嚴重</td><td>□中度</td><td>□輕度</td><td>■無交互作用</td></tr>
<tr><td>3.Natural Medicines Comprehensive Database (NMCD)</td><td></td><td>□嚴重</td><td>■中度</td><td>□輕度</td><td>□無交互作用</td></tr>
<tr><td>NMCD 證據等級</td><td></td><td>□A</td><td>□B</td><td>□C</td><td>■D</td></tr>
</table>

機轉	□藥物動力學　　■藥物藥效學　　　□藥物動力學+藥物藥效學　　□未知
	可能機轉：棕櫚會延長出血時間。

結果	可能會增加出血的危險。[1]

臨床處置	併用時建議密切監測是否有出現出血的症狀。

參考資料	1. Ulbricht CE. *Natural Standard Herbs & Supplement Reference: Evidence-Based Clinical Review.* St. Louis, Mo.: Mosby/Elsevier; 2005.

西藥	中草藥/保健品(英文名)
B01AC07	補益藥
Dipyridamole	當歸 (*Dong Quai*)

| 類別 | 名稱 | 嚴重程度 | 機轉 | 結果 | 臨床處置 | 參考資料 |

嚴重程度

1. MICROMEDEX®　　□禁忌症　　□嚴重　□中度　□輕度　■無交互作用
2. Lexi-Interact™　　　　　　　■嚴重　□中度　□輕度　□無交互作用
3. Natural Medicines Comprehensive　■嚴重　□中度　□輕度　□無交互作用
   Database (NMCD)

　NMCD 證據等級　　　　　□A　　　□B　　.□C　　■D

機轉

□藥物動力學　　■藥物藥效學　　　□藥物動力學+藥物藥效學　　□未知

可能機轉：會抑制血小板凝集作用。

結果

可能會增加出血的危險。[1-5]

臨床處置

如果可以應盡量避免併用，併用時應留意監測出血的症狀。

1. Philp RB. Herbal-drug interactions and adverse effects: An evidence-based quick reference guide. USA: McGraw-Hill Professional; 2004.
2. Valli G, Giardina EG. Benefits, adverse effects and drug interactions of herbal therapies with cardiovascular effects. J Am Coll Cardiol 2002; 39: 1083-1095.
3. Davidson P, Hancock K, Leung D, et al. Traditional Chinese Medicine and heart disease: What does Western medicine and nursing science know about it? European Journal of Cardiovascular Nursing 2003; 2: 171-181.
4. Boullata JI, Nace AM. Safety issues with herbal medicine. Pharmacotherapy 2000; 20: 257-269.
5. Sood A, Sood R, Brinker FJ, Mann R, Loehrer LL, Wahner-Roedler DL. Potential for Interactions Between Dietary Supplements and Prescription Medications. Am J Med 2008; 121: 207-211.

西藥				中草藥/保健品(英文名)			
類別	**B01AC07**			解表藥			
名稱	**Dipyridamole**			葛根 (*Kudzu*)			

嚴重程度	1.MICROMEDEX®	☐禁忌症	☐嚴重	☐中度	☐輕度	☐無交互作用
	2.Lexi-Interact™		☐嚴重	☐中度	☐輕度	■無交互作用
	3.Natural Medicines Comprehensive Database (NMCD)		☐嚴重	■中度	☐輕度	☐無交互作用
	NMCD 證據等級		☐A	☐B	☐C	■D

機轉

☐藥物動力學　　■藥物藥效學　　　☐藥物動力學+藥物藥效學　　☐未知

可能機轉：葛根具有抗血小板的活性。

結果

可能會增加出血的危險。[1]

臨床處置

併用時建議密切監測是否有出現出血的症狀。

參考資料

1. Williamson E, Driver S, Baxter K. Stockley's herbal medicines interactions. London: Pharmaceutical Press. 2009.

西藥	中草藥/保健品(英文名)

類別	**B01AC07**	溫中祛寒藥

名稱	**Dipyridamole**	辣椒 (*Cayenne*)

嚴重程度	1.MICROMEDEX®	☐禁忌症	☐嚴重	☐中度	☐輕度	■無交互作用
	2.Lexi-Interact™		☐嚴重	☐中度	☐輕度	■無交互作用
	3.Natural Medicines Comprehensive Database (NMCD)		☐嚴重	■中度	☐輕度	☐無交互作用
	NMCD 證據等級		☐A	☐B	☐C	■D

機轉

☐藥物動力學　　■藥物藥效學　　　☐藥物動力學+藥物藥效學　　☐未知

可能機轉：抑制血小板凝集。

結果

可能會增加出血的危險。[1-3]

臨床處置

併用時應小心。

參考資料

1. Stargrove MB, Treasure J, McKee DL. Herb, nutrient, and drug interactions :clinical implications and therapeutic strategies St. Louis, Mo.: Mosby Elsevier; 2008.
2. Philp RB. Herbal-drug interactions and adverse effects: An evidence-based quick reference guide. USA: McGraw-Hill Professional; 2004.
3. Poppenga RH. Herbal medicine: potential for intoxication and interactions with conventional drugs. Clin Tech Small Anim Pract 2002; 17: 6-18.

	西藥	中草藥/保健品(英文名)
類別	**B01AC07**	補益藥
名稱	**Dipyridamole**	靈芝 (*Reishi*)

<table>
<tr><td rowspan="6">嚴重程度</td><td colspan="2">1.MICROMEDEX® ☐禁忌症　☐嚴重　☐中度　☐輕度　☐無交互作用</td></tr>
<tr><td colspan="2">2.Lexi-Interact™　　　　■嚴重　☐中度　☐輕度　☐無交互作用</td></tr>
<tr><td colspan="2">3.Natural Medicines Comprehensive　☐嚴重　■中度　☐輕度　☐無交互作用
　Database (NMCD)</td></tr>
<tr><td colspan="2">　NMCD 證據等級　　☐A　　☐B　　☐C　　■D</td></tr>
</table>

機轉	☐藥物動力學　　■藥物藥效學　　　☐藥物動力學+藥物藥效學　　☐未知
	可能機轉：每天服用 3 克以上的靈芝可能會減少血小板凝集作用。

結果	可能會增加出血的危險。[1]

臨床處置	併用時應小心。

參考資料	1.　Cassileth BR. *Herb-Drug Interactions in Oncology*. Lewiston, NY: BC Decker, Inc.; 2003.

西藥	中草藥/保健品(英文名)
B01AC07	活血祛瘀藥
Dipyridamole	薑黃 (*Turmeric*)

類別名稱		

嚴重程度

1.MICROMEDEX®　□禁忌症　□嚴重　□中度　□輕度　■無交互作用

2.Lexi-Interact™　　　　　■嚴重　□中度　□輕度　□無交互作用

3.Natural Medicines Comprehensive　□嚴重　■中度　□輕度　□無交互作用
　Database (NMCD)

　NMCD 證據等級　　　□A　　□B　　□C　　■D

機轉

□藥物動力學　　■藥物藥效學　　　□藥物動力學+藥物藥效學　　□未知

可能機轉：薑黃有抗血小板作用。

結果

可能會增加出血的危險。[1-4]

臨床處置

如果可以應盡量避免併用，如果須併用則建議密切監測是否有出現出血的症狀。

參考資料

1. Cassileth BR. *Herb-Drug Interactions in Oncology*. Lewiston, NY: BC Decker, Inc.; 2003.
2. Stargrove MB, Treasure J, McKee DL. Herb, nutrient, and drug interactions :clinical implications and therapeutic strategies St. Louis, Mo.: Mosby Elsevier; 2008.
3. Philp RB. Herbal-drug interactions and adverse effects: An evidence-based quick reference guide. USA: McGraw-Hill Professional; 2004.
4. Sood A, Sood R, Brinker FJ, Mann R, Loehrer LL, Wahner-Roedler DL. Potential for Interactions Between Dietary Supplements and Prescription Medications. Am J Med 2008; 121: 207-211.

	西藥	中草藥/保健品(英文名)
類別	B01AB01、C05BA03	芳香驅風藥
名稱	**Heparin**	丁香 (*Clove*)

嚴重程度	
1.MICROMEDEX®	☐禁忌症　☐嚴重　■中度　☐輕度　☐無交互作用
2.Lexi-Interact™	☐嚴重　☐中度　☐輕度　☐無交互作用
3.Natural Medicines Comprehensive Database (NMCD)	☐嚴重　☐中度　■輕度　☐無交互作用
NMCD 證據等級	☐A　　☐B　　☐C　　■D

機轉

☐藥物動力學　　■藥物藥效學　　☐藥物動力學+藥物藥效學　　☐未知

可能機轉：丁香會抑制 cyclooxygenase。

結果

可能會增加出血的危險。[1]

臨床處置

如果可以應盡量避免併用，如果須併用則建議密切監測是否有出現出血的症狀。

參考資料

1. Norred CL, Brinker F. Potential coagulation effects of preoperative complementary and alternative medicines. Altern Ther Health Med 2001; 7: 58-67.

西藥	中草藥/保健品(英文名)

類別名稱	B01AB01、C05BA03	補益藥
名稱	**Heparin**	人參 (*Asian Ginseng*)

嚴重程度		
1.MICROMEDEX®	☐禁忌症 ☐嚴重 ☐中度 ☐輕度 ■無交互作用
2.Lexi-Interact™	■嚴重 ☐中度 ☐輕度 ☐無交互作用
3.Natural Medicines Comprehensive Database (NMCD)	☐嚴重 ■中度 ☐輕度 ☐無交互作用
NMCD 證據等級	☐A ■B ☐C ☐D

機轉

☐藥物動力學   ■藥物藥效學   ☐藥物動力學+藥物藥效學   ☐未知

可能機轉：體外試驗發現人參中的 ginsenoside 會抑制血小板凝集作用；但人體試驗卻發現人參不會影響血小板凝集。

結果

可能會增加出血的危險。[1-2]

臨床處置

併用時應小心，建議密切監測是否有出現出血的症狀。

參考資料

1. Norred CL, Brinker F. Potential coagulation effects of preoperative complementary and alternative medicines. Altern Ther Health Med 2001; 7: 58-67.
2. Boullata J. Natural health product interactions with medication. Nutrition in Clinical Practice 2005; 20: 33-51.

西藥		中草藥/保健品(英文名)
類別名稱	**B01AB01、C05BA03**	**驅蟲藥**
	Heparin	**大蒜 (*Garlic*)**

嚴重程度	
1.MICROMEDEX®	☐禁忌症 ■嚴重 ☐中度 ☐輕度 ☐無交互作用
2.Lexi-Interact™	■嚴重 ☐中度 ☐輕度 ☐無交互作用
3.Natural Medicines Comprehensive Database (NMCD)	☐嚴重 ■中度 ☐輕度 ☐無交互作用
NMCD 證據等級	☐A ☐B ☐C ■D

機轉	☐藥物動力學　■藥物藥效學　☐藥物動力學+藥物藥效學　☐未知
	可能機轉：大蒜會降低 thromboxane B2 而抑制血小板凝集作用。

結果	可能會增加出血的危險。[1-8]

臨床處置	正常飲食中食用的大蒜並不會造成問題，但如果有大量攝取時 (如服用含大蒜成分的保健食品) 就應特別留意。如果可以應盡量避免併用，若須併用則建議密切監測凝血時間，以及是否有出現出血的症狀。

參考資料	

1. Ernst E. Herb-drug interactions: potentially important but woefully under-researched. Eur J Clin Pharmacol 2000; 56: 523-524.
2. Norred CL, Brinker F. Potential coagulation effects of preoperative complementary and alternative medicines. Altern Ther Health Med 2001; 7: 58-67.
3. Tabone S. Herb, nutrient and drug interactions may be hazardous. Tex Nurs 2001; 75: 5, 10, 14.
4. Cohen RJ, Ek K, Pan CX. Complementary and alternative medicine (CAM) use by older adults: a comparison of self-report and physician chart documentation. J Gerontol A Biol Sci Med Sci 2002; 57: M223-227.
5. Poppenga RH. Herbal medicine: potential for intoxication and interactions with conventional drugs. Clin Tech Small Anim Pract 2002; 17: 6-18.
6. Scott GN, Elmer GW. Update on natural product-drug interactions. Am J Health Syst Pharm 2002; 59: 339-347.
7. Barnes J, Anderson LA, Phillipson JD. Herbal therapeutics: (10) Herbal

interactions. Pharmaceutical Journal 2003; 270: 118-121.

8. Boullata J. Natural health product interactions with medication. Nutrition in Clinical Practice 2005; 20: 33-51.

	西藥	中草藥/保健品(英文名)
類別	B01AB01、C05BA03	活血祛瘀藥
名稱	**Heparin**	丹參 (*Danshen*)

嚴重程度	1.MICROMEDEX® □禁忌症 □嚴重 □中度 □輕度 □無交互作用
	2.Lexi-Interact™ □嚴重 □中度 □輕度 □無交互作用
	3.Natural Medicines Comprehensive ■嚴重 □中度 □輕度 □無交互作用
	    Database (NMCD)
	
	    NMCD 證據等級 □A □B □C ■D

機轉	□藥物動力學 ■藥物藥效學 □藥物動力學+藥物藥效學 □未知 可能機轉：丹參具有抗血栓作用。
結果	可能會增加出血的危險。[1]
臨床處置	如果可以應盡量避免併用。
參考資料	1. 陳芳英：高血壓中西藥併用之研究與評價，中國醫藥大學中西醫結合研究所，2006.

西藥	中草藥/保健品(英文名)
B01AB01、C05BA03	補益藥
Heparin	甘草 (*Licorice*)

類別	

名稱	

嚴重程度

1.MICROMEDEX®　　□禁忌症　　□嚴重　■中度　□輕度　□無交互作用

2.Lexi-Interact™　　　　　　　■嚴重　□中度　□輕度　□無交互作用

3.Natural Medicines Comprehensive　□嚴重　□中度　□輕度　■無交互作用
　Database (NMCD)

　　NMCD 證據等級　　　　□A　　　□B　　　□C　　　□D

機轉

□藥物動力學　　■藥物藥效學　　　□藥物動力學+藥物藥效學　　□未知

可能機轉：會抑制凝血酶和血小板凝集作用。

結果

可能會增加出血的危險。[1]

臨床處置

併用時建議密切監測是否有出現出血的症狀。

參考資料

1. Norred CL, Brinker F. Potential coagulation effects of preoperative complementary and alternative medicines. Altern Ther Health Med 2001; 7: 58-67.

西藥		中草藥/保健品(英文名)
類別名稱	**B01AB01、C05BA03**	溫裏祛寒藥
	Heparin	生薑 (*Ginger*)

嚴重程度	1.MICROMEDEX® □禁忌症 □嚴重 ■中度 □輕度 □無交互作用
	2.Lexi-Interact™ ■嚴重 □中度 □輕度 □無交互作用
	3.Natural Medicines Comprehensive Database (NMCD) □嚴重 ■中度 □輕度 □無交互作用
	NMCD 證據等級 □A ■B □C □D

機轉	□藥物動力學 ■藥物藥效學 □藥物動力學+藥物藥效學 □未知
	可能機轉：會抑制 thromboxane B2 的形成及 thromboxane 的合成，並會增加 prostacyclin。

結果	可能會增加出血的危險。[1-5]

臨床處置	對臨床的影響尚未確定，併用時建議密切監測是否有出現出血的症狀。研究發現若每日食用超過 4 克的乾薑或 15 克的生薑極可能會影響血液凝集作用。

參考資料	1. Norred CL, Brinker F. Potential coagulation effects of preoperative complementary and alternative medicines. Altern Ther Health Med 2001; 7: 58-67. 2. Cohen RJ, Ek K, Pan CX. Complementary and alternative medicine (CAM) use by older adults: a comparison of self-report and physician chart documentation. J Gerontol A Biol Sci Med Sci 2002; 57: M223-227. 3. Poppenga RH. Herbal medicine: potential for intoxication and interactions with conventional drugs. Clin Tech Small Anim Pract 2002; 17: 6-18. 4. Barnes J, Anderson LA, Phillipson JD. Herbal therapeutics: (10) Herbal interactions. Pharmaceutical Journal 2003; 270: 118-121. 5. Buehler BA. Interactions of Herbal Products with Conventional Medicines and Potential Impact on Pregnancy. Birth Defects Res B Dev Reprod Toxicol 2003; 68: 494-495.

	西藥	中草藥/保健品(英文名)
類別	B01AB01、C05BA03	清熱藥
名稱	**Heparin**	穿心蓮 (*Andrographis*)

嚴重程度	1.MICROMEDEX®　　　□禁忌症　　□嚴重　□中度　□輕度　■無交互作用 2.Lexi-Interact™　　　　　　　　　□嚴重　□中度　□輕度　□無交互作用 3.Natural Medicines Comprehensive　□嚴重　■中度　□輕度　□無交互作用 　Database (NMCD) 　　NMCD 證據等級　　　　□A　　　□B　　　□C　　　■D
機轉	□藥物動力學　　■藥物藥效學　　　□藥物動力學+藥物藥效學　　□未知 可能機轉：會抑制血小板凝集作用。
結果	可能會增加出血的危險。[1]
臨床處置	併用時建議密切監測是否有出現出血的症狀。
參考資料	1.　Norred CL, Brinker F. Potential coagulation effects of preoperative complementary and alternative medicines. Altern Ther Health Med 2001; 7: 58-67.

	西藥	中草藥/保健品(英文名)
類別	B01AB01、C05BA03	止血藥
名稱	**Heparin**	棕櫚 (*Saw Palmetto*)

嚴重程度	
1.MICROMEDEX®	☐禁忌症　☐嚴重　☐中度　☐輕度　■無交互作用
2.Lexi-Interact™	☐嚴重　☐中度　☐輕度　■無交互作用
3.Natural Medicines Comprehensive Database (NMCD)	☐嚴重　■中度　☐輕度　☐無交互作用
NMCD 證據等級	☐A　☐B　☐C　■D

機轉

☐藥物動力學　　■藥物藥效學　　☐藥物動力學+藥物藥效學　　☐未知

可能機轉：棕櫚會延長出血時間。

結果

可能會增加出血的危險。[1]

臨床處置

併用時建議密切監測是否有出現出血的症狀。

參考資料

1. Williamson E, Driver S, Baxter K. Stockley's herbal medicines interactions. London: Pharmaceutical Press. 2009.

西藥	中草藥/保健品(英文名)
B01AB01、C05BA03	補益藥
Heparin	當歸 *(Dong Quai)*

嚴重程度	1.MICROMEDEX®　　□禁忌症　　□嚴重　　■中度　　□輕度　　□無交互作用 2.Lexi-Interact™　　　　　　　■嚴重　　□中度　　□輕度　　□無交互作用 3.Natural Medicines Comprehensive　　■嚴重　　□中度　　□輕度　　□無交互作用 　Database (NMCD) 　NMCD 證據等級　　　　□A　　　□B　　　□C　　　■D
機轉	□藥物動力學　　■藥物藥效學　　　□藥物動力學+藥物藥效學　　　□未知 可能機轉：抑制凝血素 (thromboxane) 的形成及血小板凝集作用。
結果	可能會增加出血的危險。[1]
臨床處置	如果可以應盡量避免併用，併用時應留意監測出血的症狀。
參考資料	1.　Ulbricht CE. *Natural Standard Herbs & Supplement Reference: Evidence-Based Clinical Review.* St. Louis, Mo.: Mosby/Elsevier; 2005.

	西藥	中草藥/保健品(英文名)
類別	B01AB01、C05BA03	解表藥
名稱	**Heparin**	葛根 (*Kudzu*)

嚴重程度	
1.MICROMEDEX® □禁忌症 □嚴重 □中度 □輕度 □無交互作用	
2.Lexi-Interact™ □嚴重 □中度 □輕度 ■無交互作用	
3.Natural Medicines Comprehensive Database (NMCD) □嚴重 ■中度 □輕度 □無交互作用	
NMCD 證據等級 □A □B □C ■D	

機轉	□藥物動力學 ■藥物藥效學 □藥物動力學+藥物藥效學 □未知
	可能機轉：葛根具有抗血小板的活性。

結果	可能會增加出血的危險。[1]

臨床處置	併用時建議密切監測是否有出現出血的症狀。

參考資料	1. Williamson E, Driver S, Baxter K. Stockley's herbal medicines interactions. London: Pharmaceutical Press. 2009.

西藥	中草藥/保健品(英文名)
類別	
B01AB01、C05BA03	溫中袪寒藥
名稱	
Heparin	辣椒 (*Cayenne*)

嚴重程度

1. MICROMEDEX®　　□禁忌症　□嚴重　□中度　□輕度　■無交互作用
2. Lexi-Interact™　　　　　　□嚴重　□中度　□輕度　■無交互作用
3. Natural Medicines Comprehensive　□嚴重　■中度　□輕度　□無交互作用
   Database (NMCD)

　　NMCD 證據等級　　　　□A　　　□B　　　□C　　　■D

機轉

□藥物動力學　　■藥物藥效學　　　□藥物動力學+藥物藥效學　　□未知

可能機轉：抑制血小板凝集。

結果

可能會增加出血的危險。[1-4]

臨床處置

併用時應小心。

參考資料

1. Stargrove MB, Treasure J, McKee DL. Herb, nutrient, and drug interactions :clinical implications and therapeutic strategies St. Louis, Mo.: Mosby Elsevier; 2008.
2. Philp RB. Herbal-drug interactions and adverse effects: An evidence-based quick reference guide. USA: McGraw-Hill Professional; 2004.
3. Poppenga RH. Herbal medicine: potential for intoxication and interactions with conventional drugs. Clin Tech Small Anim Pract 2002; 17: 6-18.
4. Norred CL, Brinker F. Potential coagulation effects of preoperative complementary and alternative medicines. Altern Ther Health Med 2001; 7: 58-67.

	西藥	中草藥/保健品(英文名)
類別	**B01AB01、C05BA03**	補益藥
名稱	**Heparin**	靈芝 (*Reishi*)

嚴重程度	1.MICROMEDEX®　　□禁忌症　　□嚴重　□中度　□輕度　□無交互作用 2.Lexi-Interact™　　　　　　■嚴重　□中度　□輕度　□無交互作用 3.Natural Medicines Comprehensive Database (NMCD)　□嚴重　■中度　□輕度　□無交互作用 　　NMCD 證據等級　　　　□A　　　□B　　　□C　　　■D
機轉	□藥物動力學　　■藥物藥效學　　　□藥物動力學+藥物藥效學　　□未知 可能機轉：每天服用 3 克以上的靈芝可能會減少血小板凝集作用。
結果	可能會增加出血的危險。[1]
臨床處置	併用時應小心。
參考資料	1.　Norred CL, Brinker F. Potential coagulation effects of preoperative complementary and alternative medicines. Altern Ther Health Med 2001; 7: 58-67.

西藥	中草藥/保健品(英文名)
類別	B01AB01、C05BA03	活血祛瘀藥

	西藥	中草藥/保健品(英文名)
類別	B01AB01、C05BA03	活血祛瘀藥
名稱	**Heparin**	薑黃 (*Turmeric*)

嚴重程度	
1.MICROMEDEX®	☐禁忌症　☐嚴重　☐中度　☐輕度　■無交互作用
2.Lexi-Interact™	■嚴重　☐中度　☐輕度　☐無交互作用
3.Natural Medicines Comprehensive Database (NMCD)	☐嚴重　■中度　☐輕度　☐無交互作用
NMCD 證據等級	☐A　☐B　☐C　■D

機轉

☐藥物動力學　　■藥物藥效學　　　☐藥物動力學+藥物藥效學　　☐未知

可能機轉：薑黃有抗血小板作用。

結果

可能會增加出血的危險。[1]

臨床處置

如果可以應盡量避免併用，如果須併用則建議密切監測是否有出現出血的症狀。

參考資料

1. Norred CL, Brinker F. Potential coagulation effects of preoperative complementary and alternative medicines. Altern Ther Health Med 2001; 7: 58-67.

西藥	中草藥/保健品(英文名)
B01AC05	芳香驅風藥
Ticlopidine	丁香 (*Clove*)

類別名稱	（見上表）

嚴重程度	
1.MICROMEDEX®	☐禁忌症　☐嚴重　■中度　☐輕度　☐無交互作用
2.Lexi-Interact™	☐嚴重　☐中度　☐輕度　☐無交互作用
3.Natural Medicines Comprehensive Database (NMCD)	☐嚴重　☐中度　■輕度　☐無交互作用
NMCD 證據等級	☐A　　☐B　　☐C　　■D

機轉

☐藥物動力學　　■藥物藥效學　　☐藥物動力學+藥物藥效學　　☐未知

可能機轉：丁香會抑制 cyclooxygenase。

結果

可能會增加出血的危險。[1]

臨床處置

如果可以應盡量避免併用，如果須併用則建議密切監測是否有出現出血的症狀。

參考資料

1. Philp RB. Herbal-drug interactions and adverse effects: An evidence-based quick reference guide. USA: McGraw-Hill Professional; 2004.

西藥	中草藥/保健品(英文名)
類別名稱 B01AC05	補益藥
Ticlopidine	人參 (*Asian Ginseng*)

嚴重程度

1.MICROMEDEX®　☐禁忌症　☐嚴重　☐中度　☐輕度　■無交互作用

2.Lexi-Interact™　　　　　　■嚴重　☐中度　☐輕度　☐無交互作用

3.Natural Medicines Comprehensive Database (NMCD)　☐嚴重　■中度　☐輕度　☐無交互作用

NMCD 證據等級　☐A　■B　☐C　☐D

機轉

☐藥物動力學　■藥物藥效學　☐藥物動力學+藥物藥效學　☐未知

可能機轉：體外試驗發現人參中的 ginsenoside 會抑制血小板凝集作用；但人體試驗卻發現人參不會影響血小板凝集。

結果

可能會增加出血的危險。[1-3]

臨床處置

併用時應小心，建議密切監測是否有出現出血的症狀。

參考資料

1. Ko RJ. A U.S. perspective on the adverse reactions from traditional Chinese medicines. J Chin Med Assoc 2004; 67: 109-116.
2. Davidson P, Hancock K, Leung D, et al. Traditional Chinese Medicine and heart disease: What does Western medicine and nursing science know about it? European Journal of Cardiovascular Nursing 2003; 2: 171-181.
3. Brulotte J, Vohra S. Epidemiology of NHP-drug interactions: identification and evaluation. Curr Drug Metab 2008; 9: 1049-1054.

西藥		中草藥/保健品(英文名)
類別名稱	**B01AC05**	驅蟲藥
	Ticlopidine	大蒜 (*Garlic*)

嚴重程度	
1.MICROMEDEX®　　□禁忌症　　□嚴重　■中度　□輕度　□無交互作用	
2.Lexi-Interact™　　　　　　　■嚴重　□中度　□輕度　□無交互作用	
3.Natural Medicines Comprehensive　□嚴重　■中度　□輕度　□無交互作用　　Database (NMCD)	
NMCD 證據等級　　　　　　□A　　□B　　□C　　■D	

機轉	□藥物動力學　　■藥物藥效學　　　□藥物動力學+藥物藥效學　　□未知
	可能機轉：大蒜會降低 thromboxane B2 而抑制血小板凝集作用。

結果	可能會增加出血的危險。[1-2]

臨床處置	正常飲食中食用的大蒜並不會造成問題，但如果有大量攝取時 (如服用含大蒜成分的保健食品) 就應特別留意。如果可以應盡量避免併用，若須併用則建議密切監測凝血時間，以及是否有出現出血的症狀。

參考資料	1. Stargrove MB, Treasure J, McKee DL. Herb, nutrient, and drug interactions :clinical implications and therapeutic strategies St. Louis, Mo.: Mosby Elsevier; 2008. 2. Valli G, Giardina EG. Benefits, adverse effects and drug interactions of herbal therapies with cardiovascular effects. J Am Coll Cardiol 2002; 39: 1083-1095.

西藥	中草藥/保健品(英文名)
B01AC05	活血祛瘀藥
Ticlopidine	丹參 *(Danshen)*

<table>
<tr><td rowspan="4">嚴重程度</td><td colspan="6">
1.MICROMEDEX®   □禁忌症   □嚴重   □中度   □輕度   □無交互作用
2.Lexi-Interact™   □嚴重   □中度   □輕度   □無交互作用
3.Natural Medicines Comprehensive   ■嚴重   □中度   □輕度   □無交互作用
   Database (NMCD)

   NMCD 證據等級   □A   □B   □C   ■D
</td></tr>
</table>

機轉

□藥物動力學　　■藥物藥效學　　　□藥物動力學+藥物藥效學　　□未知

可能機轉：丹參具有抗血栓作用。

結果

可能會增加出血的危險。[1-5]

臨床處置

如果可以應盡量避免併用。

參考資料

1. Philp RB. Herbal-drug interactions and adverse effects: An evidence-based quick reference guide. USA: McGraw-Hill Professional; 2004.
2. Ulbricht CE. *Natural Standard Herbs & Supplement Reference: Evidence-Based Clinical Review.* St. Louis, Mo.: Mosby/Elsevier; 2005.
3. Williamson E, Driver S, Baxter K. Stockley's herbal medicines interactions. London: Pharmaceutical Press. 2009.
4. Boullata J. Natural health product interactions with medication. Nutrition in Clinical Practice 2005; 20: 33-51.
5. Davidson P, Hancock K, Leung D, et al. Traditional Chinese Medicine and heart disease: What does Western medicine and nursing science know about it? European Journal of Cardiovascular Nursing 2003; 2: 171-181.

西藥					中草藥/保健品(英文名)
類別名稱 **B01AC05**					辛涼解表藥
名稱 **Ticlopidine**					牛蒡子 (*Burdock*)

嚴重程度					
1.MICROMEDEX®	☐禁忌症	☐嚴重	☐中度	☐輕度	■無交互作用
2.Lexi-Interact™		☐嚴重	☐中度	☐輕度	■無交互作用
3.Natural Medicines Comprehensive Database (NMCD)		☐嚴重	■中度	☐輕度	☐無交互作用
NMCD 證據等級		☐A	☐B	☐C	■D

機轉

☐藥物動力學　　■藥物藥效學　　　☐藥物動力學+藥物藥效學　　☐未知

可能機轉：牛蒡子會抑制血小板活化因子而減少血小板凝集作用。

結果

可能會增加出血的危險。[1]

臨床處置

併用時建議密切監測是否有出現出血的症狀。

參考資料

1. Ulbricht CE. *Natural Standard Herbs & Supplement Reference: Evidence-Based Clinical Review.* St. Louis, Mo.: Mosby/Elsevier; 2005.

西藥		中草藥/保健品(英文名)	
類別	**B01AC05**	補益藥	
名稱	**Ticlopidine**	甘草 *(Licorice)*	

嚴重程度	1.MICROMEDEX®　　　　□禁忌症　　□嚴重　■中度　□輕度　□無交互作用	
	2.Lexi-Interact™　　　　　　　　　■嚴重　□中度　□輕度　□無交互作用	
	3.Natural Medicines Comprehensive　□嚴重　□中度　□輕度　■無交互作用	
	Database (NMCD)	
	NMCD 證據等級　　　　　　□A　　　□B　　　□C　　　□D	

機轉	□藥物動力學　　　■藥物藥效學　　　□藥物動力學+藥物藥效學　　　□未知
	可能機轉：會抑制凝血酶和血小板凝集作用。

結果	可能會增加出血的危險。[1]

臨床處置	併用時建議密切監測是否有出現出血的症狀。

參考資料	1.　Cassileth BR. *Herb-Drug Interactions in Oncology*. Lewiston, NY: BC Decker, Inc.; 2003.

西藥						中草藥/保健品(英文名)			
類別名稱	**B01AC05**					溫裏袪寒藥			
	Ticlopidine					生薑 (*Ginger*)			

嚴重程度

1.MICROMEDEX® ☐禁忌症 ☐嚴重 ☐中度 ■輕度 ☐無交互作用

2.Lexi-Interact™ ■嚴重 ☐中度 ☐輕度 ☐無交互作用

3.Natural Medicines Comprehensive Database (NMCD) ☐嚴重 ■中度 ☐輕度 ☐無交互作用

NMCD 證據等級 ☐A ■B ☐C ☐D

機轉

☐藥物動力學　■藥物藥效學　　☐藥物動力學+藥物藥效學　　☐未知

可能機轉：會抑制 thromboxane B2 的形成及 thromboxane 的合成，並會增加 prostacyclin。

結果

可能會增加出血的危險。[1-4]

臨床處置

對臨床的影響尚未確定，併用時建議密切監測是否有出現出血的症狀。研究發現若每日食用超過 4 克的乾薑或 15 克的生薑極可能會影響血液凝集作用。

參考資料

1. Jennes F, Flaws B. Herb toxicities & drug interactions: A formula approach. Boulder: Blue Poppy Press. 2007.
2. Stargrove MB, Treasure J, McKee DL. Herb, nutrient, and drug interactions :clinical implications and therapeutic strategies St. Louis, Mo.: Mosby Elsevier; 2008.
3. Cassileth BR. *Herb-Drug Interactions in Oncology*. Lewiston, NY: BC Decker, Inc.; 2003.
4. Valli G, Giardina EG. Benefits, adverse effects and drug interactions of herbal therapies with cardiovascular effects. J Am Coll Cardiol 2002; 39: 1083-1095.

西藥	中草藥/保健品(英文名)
B01AC05	補益藥
Ticlopidine	刺五加 (*Siberian Ginseng*)

類別名稱		

嚴重程度

1.MICROMEDEX®　　□禁忌症　　□嚴重　□中度　□輕度　■無交互作用

2.Lexi-Interact™　　　　　　　　■嚴重　□中度　□輕度　□無交互作用

3.Natural Medicines Comprehensive Database (NMCD)　□嚴重　■中度　□輕度　□無交互作用

　　NMCD 證據等級　　　　□A　　　□B　　　□C　　　■D

機轉

□藥物動力學　　■藥物藥效學　　　□藥物動力學+藥物藥效學　　□未知

可能機轉：刺五加的成份會抑制血小板凝集作用。

結果

可能會增加出血的危險。[1-3]

臨床處置

避免併用，如須併用應密切監測是否有出現出血的症狀。

參考資料

1. Mahady GB. *Botanical Dietary Supplements: Quality, Safety and Efficacy.* Lisse, The Netherlands: Swets & Zeitlinger Publishers; 2001.
2. Stargrove MB, Treasure J, McKee DL. Herb, nutrient, and drug interactions :clinical implications and therapeutic strategies St. Louis, Mo.: Mosby Elsevier; 2008.
3. Ko RJ. A U.S. perspective on the adverse reactions from traditional Chinese medicines. J Chin Med Assoc 2004; 67: 109-116.

	西藥	中草藥/保健品(英文名)
類別	**B01AC05**	清熱藥
名稱	**Ticlopidine**	穿心蓮 (*Andrographis*)

嚴重程度					
1.MICROMEDEX®	☐禁忌症	☐嚴重	☐中度	☐輕度	■無交互作用
2.Lexi-Interact™		☐嚴重	☐中度	☐輕度	☐無交互作用
3.Natural Medicines Comprehensive Database (NMCD)		☐嚴重	■中度	☐輕度	☐無交互作用
NMCD 證據等級		☐A	☐B	☐C	■D

機轉

☐藥物動力學　　■藥物藥效學　　　☐藥物動力學+藥物藥效學　　☐未知

可能機轉：會抑制血小板凝集作用。

結果

可能會增加出血的危險。[1-2]

臨床處置

併用時建議密切監測是否有出現出血的症狀。

參考資料

1. Williamson E, Driver S, Baxter K. Stockley's herbal medicines interactions. London: Pharmaceutical Press. 2009.
2. Tabone S. Herb, nutrient and drug interactions may be hazardous. Tex Nurs 2001; 75: 5, 10, 14.

西藥	中草藥/保健品(英文名)
B01AC05	止血藥
Ticlopidine	棕櫚 (*Saw Palmetto*)

類別名稱

嚴重程度

1.MICROMEDEX®　　　□禁忌症　　□嚴重　□中度　□輕度　■無交互作用

2.Lexi-Interact™　　　　　　　　　□嚴重　□中度　□輕度　■無交互作用

3.Natural Medicines Comprehensive　□嚴重　■中度　□輕度　□無交互作用
　Database (NMCD)

　NMCD 證據等級　　　　　　□A　　　□B　　　□C　　　■D

機轉

□藥物動力學　　　■藥物藥效學　　　□藥物動力學+藥物藥效學　　□未知

可能機轉：棕櫚會延長出血時間。

結果

可能會增加出血的危險。[1]

臨床處置

併用時建議密切監測是否有出現出血的症狀。

參考資料

1.　Ulbricht CE. *Natural Standard Herbs & Supplement Reference: Evidence-Based Clinical Review.* St. Louis, Mo.: Mosby/Elsevier; 2005.

	西藥	中草藥/保健品(英文名)
類別	**B01AC05**	補益藥
名稱	**Ticlopidine**	當歸 (*Dong Quai*)

嚴重程度	
1.MICROMEDEX®	☐禁忌症　☐嚴重　☐中度　☐輕度　■無交互作用
2.Lexi-Interact™	■嚴重　☐中度　☐輕度　☐無交互作用
3.Natural Medicines Comprehensive Database (NMCD)	■嚴重　☐中度　☐輕度　☐無交互作用
NMCD 證據等級	☐A　☐B　☐C　■D

機轉

☐藥物動力學　■藥物藥效學　☐藥物動力學+藥物藥效學　☐未知

可能機轉：會抑制血小板凝集作用。

結果

可能會增加出血的危險。[1-2]

臨床處置

如果可以應盡量避免併用，併用時應留意監測出血的症狀。

參考資料

1. Ulbricht CE. *Natural Standard Herbs & Supplement Reference: Evidence-Based Clinical Review*. St. Louis, Mo.: Mosby/Elsevier; 2005.
2. Valli G, Giardina EG. Benefits, adverse effects and drug interactions of herbal therapies with cardiovascular effects. J Am Coll Cardiol 2002; 39: 1083-1095.

	西藥	中草藥/保健品(英文名)
類別	**B01AC05**	解表藥
名稱	**Ticlopidine**	葛根 (*Kudzu*)

嚴重程度	
1.MICROMEDEX®	☐禁忌症　☐嚴重　☐中度　☐輕度　☐無交互作用
2.Lexi-Interact™	☐嚴重　☐中度　☐輕度　■無交互作用
3.Natural Medicines Comprehensive Database	☐嚴重　■中度　☐輕度　☐無交互作用
NMCD 證據等級	☐A　　☐B　　☐C　　■D

機轉	☐藥物動力學　　■藥物藥效學　　☐藥物動力學+藥物藥效學　　☐未知
	可能機轉：葛根具有抗血小板的活性。

結果	可能會增加出血的危險。[1]

臨床處置	併用時建議密切監測是否有出現出血的症狀。

參考資料	1.　Williamson E, Driver S, Baxter K. Stockley's herbal medicines interactions. London: Pharmaceutical Press. 2009.

	西藥	中草藥/保健品(英文名)
類別名稱	**B01AC05**	溫中祛寒藥
類別名稱	**Ticlopidine**	辣椒 (*Cayenne*)

嚴重程度					
1.MICROMEDEX®	□禁忌症	□嚴重	□中度	□輕度	■無交互作用
2.Lexi-Interact™		□嚴重	□中度	□輕度	■無交互作用
3.Natural Medicines Comprehensive Database (NMCD)		□嚴重	■中度	□輕度	□無交互作用
NMCD 證據等級		□A	□B	□C	■D

機轉

□藥物動力學　　■藥物藥效學　　　□藥物動力學+藥物藥效學　　□未知

可能機轉：抑制血小板凝集。

結果

可能會增加出血的危險。[1-3]

臨床處置

併用時應小心。

參考資料

1. Stargrove MB, Treasure J, McKee DL. Herb, nutrient, and drug interactions :clinical implications and therapeutic strategies St. Louis, Mo.: Mosby Elsevier; 2008.
2. Philp RB. Herbal-drug interactions and adverse effects: An evidence-based quick reference guide. USA: McGraw-Hill Professional; 2004.
3. Poppenga RH. Herbal medicine: potential for intoxication and interactions with conventional drugs. Clin Tech Small Anim Pract 2002; 17: 6-18.

西藥		中草藥/保健品(英文名)

類別	**B01AC05**	補益藥
名稱	**Ticlopidine** /	靈芝 (*Reishi*)

嚴重程度	1.MICROMEDEX®　□禁忌症　□嚴重　□中度　□輕度　□無交互作用
	2.Lexi-Interact™　　■嚴重　□中度　□輕度　□無交互作用
	3.Natural Medicines Comprehensive　□嚴重　■中度　□輕度　□無交互作用
	Database (NMCD)
	NMCD 證據等級　□A　　□B　　□C　　■D

機轉	□藥物動力學　　■藥物藥效學　　□藥物動力學+藥物藥效學　　□未知
	可能機轉:每天服用 3 克以上的靈芝可能會減少血小板凝集作用。

結果	可能會增加出血的危險。[1]

臨床處置	併用時應小心。

參考資料	1. Cassileth BR. *Herb-Drug Interactions in Oncology*. Lewiston, NY: BC Decker, Inc.; 2003.

西藥	中草藥/保健品(英文名)
B01AC05	活血祛瘀藥
Ticlopidine	薑黃 (*Turmeric*)

類別		
名稱		

<table>
<tr><td rowspan="6">嚴重程度</td><td>1.MICROMEDEX®</td><td>☐禁忌症　☐嚴重　☐中度　☐輕度　■無交互作用</td></tr>
<tr><td>2.Lexi-Interact™</td><td>■嚴重　☐中度　☐輕度　☐無交互作用</td></tr>
<tr><td>3.Natural Medicines Comprehensive Database (NMCD)</td><td>☐嚴重　■中度　☐輕度　☐無交互作用</td></tr>
<tr><td>　NMCD 證據等級</td><td>☐A　　☐B　　☐C　　■D</td></tr>
</table>

機轉

☐藥物動力學　　■藥物藥效學　　　☐藥物動力學+藥物藥效學　　☐未知

可能機轉：薑黃有抗血小板作用。

結果

可能會增加出血的危險。[1-4]

臨床處置

如果可以應盡量避免併用，如果須併用則建議密切監測是否有出現出血的症狀。

參考資料

1. Cassileth BR. *Herb-Drug Interactions in Oncology*. Lewiston, NY: BC Decker, Inc.; 2003.
2. Stargrove MB, Treasure J, McKee DL. Herb, nutrient, and drug interactions :clinical implications and therapeutic strategies St. Louis, Mo.: Mosby Elsevier; 2008.
3. Philp RB. Herbal-drug interactions and adverse effects: An evidence-based quick reference guide. USA: McGraw-Hill Professional; 2004.
4. Sood A, Sood R, Brinker FJ, Mann R, Loehrer LL, Wahner-Roedler DL. Potential for Interactions Between Dietary Supplements and Prescription Medications. Am J Med 2008; 121: 207-211.

西藥	中草藥/保健品(英文名)
B01AA03	芳香驅風藥
Warfarin	丁香 (*Clove*)

嚴重程度						
1.MICROMEDEX®	☐禁忌症	☐嚴重	■中度	☐輕度	☐無交互作用
2.Lexi-Interact™		☐嚴重	☐中度	☐輕度	☐無交互作用
3.Natural Medicines Comprehensive Database (NMCD)		☐嚴重	☐中度	■輕度	☐無交互作用
NMCD 證據等級		☐A	☐B	☐C	■D

機轉

☐藥物動力學　　■藥物藥效學　　　☐藥物動力學+藥物藥效學　　☐未知

可能機轉：丁香會抑制 cyclooxygenase。

結果

可能會增加出血的危險。[1-10]

臨床處置

如果可以應盡量避免併用，如果須併用則建議密切監測 INR 值 (international normalized ratios) 及是否有出現出血的症狀。

參考資料

1. Ulbricht CE. *Natural Standard Herbs & Supplement Reference: Evidence-Based Clinical Review.* St. Louis, Mo.: Mosby/Elsevier; 2005.
2. Philp RB. Herbal-drug interactions and adverse effects: An evidence-based quick reference guide. USA: McGraw-Hill Professional; 2004.
3. Norred CL, Brinker F. Potential coagulation effects of preoperative complementary and alternative medicines. Altern Ther Health Med 2001; 7: 58-67.
4. Zhou S, Gao Y, Jiang W, Huang M, Xu A, Paxton JW. Interactions of herbs with cytochrome P450. Drug Metab Rev 2003; 35: 35-98.
5. Nutescu EA, Shapiro NL, Ibrahim S, West P. Warfarin and its interactions with foods, herbs and other dietary supplements. Expert Opin Drug Saf 2006; 5: 433-451.
6. 李建瑩、施宏哲、蔡敏鈴：Warfarin 與中草藥之交互作用，藥學雜誌，2008; 24: 135-142.
7. Heck AM, DeWitt BA, Lukes AL. Potential interactions between alternative

therapies and warfarin. Am J Health Syst Pharm 2000; 57: 1221-1230.

8. Aggarwal A, Ades PA. Interactions of herbal remedies with prescription cardiovascular medications. Coron Artery Dis 2001; 12: 581-584.

9. Wittkowsky AK. Drug interactions update: Drugs, herbs, and oral anticoagulation. Journal of Thrombosis and Thrombolysis 2001; 12: 67-71.

10. Marder VJ. The interaction of dietary supplements with antithrombotic agents: Scope of the problem. *Thromb Res* 2005; 117: 7-13.

西藥		中草藥/保健品(英文名)	
類別	**B01AA03**	補益藥	
名稱	**Warfarin**	人參 (*Asian Ginseng*)	

嚴重程度		
1.MICROMEDEX®	☐禁忌症　☐嚴重　■中度　☐輕度　☐無交互作用	
2.Lexi-Interact™	■嚴重　☐中度　☐輕度　☐無交互作用	
3.Natural Medicines Comprehensive Database (NMCD)	☐嚴重　■中度　☐輕度　☐無交互作用	
NMCD 證據等級	☐A　　■B　　☐C　　☐D	

機轉

☐藥物動力學　　■藥物藥效學　　☐藥物動力學+藥物藥效學　　☐未知

可能機轉：體外試驗發現人參中的 ginsenoside 會抑制血小板凝集作用；但人體試驗卻發現人參不會影響血小板凝集。

結果

可能會增加出血的危險。[1-46]

臨床處置

併用時應小心，建議密切監測 INR 值 (international normalized ratios) 及是否有出現出血的症狀。

參考資料

1. Mahady GB. *Botanical Dietary Supplements: Quality, Safety and Efficacy.* Lisse, The Netherlands: Swets & Zeitlinger Publishers; 2001.
2. Cassileth BR. *Herb-Drug Interactions in Oncology.* Lewiston, NY: BC Decker, Inc.; 2003.
3. Tatro DS. *Drug Interaction Facts.* Saint Louis: Wolters Kluwer Health/Facts & Comparisons; 2010.
4. Jennes F, Flaws B. Herb toxicities & drug interactions: A formula approach. Boulder: Blue Poppy Press. 2007.
5. Philp RB. Herbal-drug interactions and adverse effects: An evidence-based quick reference guide. USA: McGraw-Hill Professional; 2004.
6. Ernst E. Herb-drug interactions: potentially important but woefully under-researched. Eur J Clin Pharmacol 2000; 56: 523-524.
7. Fugh-Berman A. Herb-drug interactions. Lancet 2000; 355: 134-138.
8. Vaes LP, Chyka PA. Interactions of warfarin with garlic, ginger, ginkgo, or

ginseng: nature of the evidence. Ann Pharmacother 2000; 34: 1478-1482.

9. Fugh-Berman A, Ernst E. Herb-drug interactions: review and assessment of report reliability. Br J Clin Pharmacol 2001; 52: 587-595.

10. Norred CL, Brinker F. Potential coagulation effects of preoperative complementary and alternative medicines. Altern Ther Health Med 2001; 7: 58-67.

11. Awang DV, Fugh-Berman A. Herbal interactions with cardiovascular drugs. J Cardiovasc Nurs 2002; 16: 64-70.

12. Coon JT, Ernst E. Panax ginseng: a systematic review of adverse effects and drug interactions. Drug Saf 2002; 25: 323-344.

13. Kuhn MA. Herbal remedies: drug-herb interactions. Crit Care Nurse 2002; 22: 22-28, 30, 32.

14. Sorensen JM. Herb-drug, food-drug, nutrient-drug, and drug-drug interactions: mechanisms involved and their medical implications. J Altern Complement Med 2002; 8: 293-308.

15. Valli G, Giardina EG. Benefits, adverse effects and drug interactions of herbal therapies with cardiovascular effects. J Am Coll Cardiol 2002; 39: 1083-1095.

16. Brazier NC, Levine MA, Brazier NC, Levine MAH. Drug-herb interaction among commonly used conventional medicines: a compendium for health care professionals. Am J Ther 2003; 10: 163-169.

17. 王瑩玉：Warfarin 及其他抗凝血劑與草藥的交互作用，藥學雜誌，2003; 19: 5-10.

18. Ko RJ. A U.S. perspective on the adverse reactions from traditional Chinese medicines. J Chin Med Assoc 2004; 67: 109-116.

19. Bressler R. Herb-drug interactions: interactions between ginseng and prescription medications. Geriatrics 2005; 60: 16-17.

20. Hu Z, Yang X, Ho PCL, et al. Herb-drug interactions: a literature review. Drugs 2005; 65: 1239-1282.

21. Chavez ML, Jordan MA, Chavez PI. Evidence-based drug--herbal interactions. Life Sci 2006; 78: 2146-2157.

22. Jiang X, Blair EY, McLachlan AJ. Investigation of the effects of herbal medicines on warfarin response in healthy subjects: a population pharmacokinetic-pharmacodynamic modeling approach. J Clin Pharmacol 2006; 46: 1370-1378.

23. Nutescu EA, Shapiro NL, Ibrahim S, West P. Warfarin and its interactions with foods, herbs and other dietary supplements. Expert Opin Drug Saf 2006; 5: 433-451.

24. Pal D, Mitra AK. MDR- and CYP3A4-mediated drug-herbal interactions. Life

Sci 2006; 78: 2131-2145.

25. Yang XX, Hu ZP, Duan W, et al. Drug-herb interactions: eliminating toxicity with hard drug design. Curr Pharm Des. 2006; 12: 4649-4664.

26. Charrois TL, Hill RL, Vu D, et al. Community identification of natural health product-drug interactions. Ann Pharmacother 2007; 41: 1124-1129.

27. Zhou S-F, Zhou Z-W, Li C-G, et al. Identification of drugs that interact with herbs in drug development. Drug Discov Today 2007; 12: 664-673.

28. Blalock SJ, Gregory PJ, Patel RA, Norton LL, Callahan LF, Jordan JM. Factors associated with potential medication-herb/natural product interactions in a rural community. Altern Ther Health Med 2009; 15: 26-34.

29. Aggarwal A, Ades PA. Interactions of herbal remedies with prescription cardiovascular medications. Coron Artery Dis 2001; 12: 581-584.

30. Wittkowsky AK. Drug interactions update: Drugs, herbs, and oral anticoagulation. Journal of Thrombosis and Thrombolysis 2001; 12: 67-71.

31. Lis-Balchin M. Serious adverse effects between herbal remedies and conventional drugs taken simultaneously. Journal of The Royal Society for the Promotion of Health 2002; 122: 210.

32. Myers SP. Interactions between complementary medicines and warfarin. Australian Prescriber 2002; 25: 54-56.

33. Scott GN, Elmer GW. Update on natural product-drug interactions. Am J Health Syst Pharm 2002; 59: 339-347.

34. Forrelli T. Understanding herb-drug interactions. Techniques in Orthopaedics 2003; 18: 37-45.

35. Schulman S. Care of patients receiving long-term anticoagulant therapy. N Engl J Med 2003; 349: 675-683.

36. eng CC, Glassman PA, Trilli LE, Hayes-Hunter J, Good CB. Incidence and Severity of Potential Drug-Dietary Supplement Interactions in Primary Care Patients: An Exploratory Study of 2 Outpatient Practices. Arch Intern Med 2004; 164: 630-636.

37. Smith L, Ernst E, PaulEwings, Myers P, Smith C. Co-ingestion of herbal medicines and warfarin. Br J Gen Pract 2004; 54: 439-441.

38. Gage BF, Milligan PE. Pharmacology and pharmacogenetics of warfarin and other coumarins when used with supplements. Thromb Res 2005; 117: 55-59.

39. Manzi SF, Shannon M. Drug interactions - A review. Clinical Pediatric Emergency Medicine 2005; 6: 93-102.

40. Marder VJ. The interaction of dietary supplements with antithrombotic agents: Scope of the problem. *Thromb Res* 2005; 117: 7-13.

41. Ramsay NA, Kenny MW, Davies G, Patel JP. Complimentary and alternative

medicine use among patients starting warfarin. Br J Haematol 2005; 130: 777-780.

42. Charrois TL, Hrudey J, Vohra S. Ginseng: Practical management of adverse effects and drug interactions. Canadian Pharmacists Journal 2006; 139: 44-46.

43. Daugherty NE, Smith KM. Dietary supplement and selected food interactions with warfarin. Orthopedics 2006; 29: 309-314.

44. Izzo AA, Ernst E. Interactions between herbal medicines and prescribed drugs: An updated systematic review. Drugs 2009; 69: 1777-1798.

45. 林瑞榮：Interactions between Herbal and Conventional Therapies: Focus on Ginseng and Ginkgo Biloba，秀傳醫學雜誌，2003; 4: 4.

46. 蔡成輝、盧佳怡：Warfarin 與人參交互作用之探析，北市中醫會刊，2009; 15:12.

西藥	中草藥/保健品(英文名)
B01AA03	瀉下藥
Warfarin	大黃 (*Da Huang*)

類別名稱	(see above)

嚴重程度

1.MICROMEDEX®　　□禁忌症　□嚴重　□中度　□輕度　□無交互作用

2.Lexi-Interact™　　　　　　　□嚴重　□中度　□輕度　■無交互作用

3.Natural Medicines Comprehensive 　□嚴重　■中度　□輕度　□無交互作用
　Database (NMCD)

　NMCD 證據等級　　　　□A　　□B　　□C　　■D

機轉

□藥物動力學　　□藥物藥效學　　■藥物動力學+藥物藥效學　　□未知

可能機轉：大黃造成的腹瀉會增加 warfarin 的作用；但大黃也可能會減少口服藥的吸收。

結果

可能會增加出血的危險。[1-2]

臨床處置

建議使用 warfarin 的病人勿服用過量的大黃，併服時也應密切監測臨床症狀。

參考資料

1. Norred CL, Brinker F. Potential coagulation effects of preoperative complementary and alternative medicines. Altern Ther Health Med 2001; 7: 58-67.
2. 林聖興：中西藥交互作用資訊網站之建構，中國醫藥大學中西醫結合研究所，2006.

西藥		中草藥/保健品(英文名)	
類別	**B01AA03**	驅蟲藥	
名稱	**Warfarin**	大蒜 (*Garlic*)	

嚴重程度	1.MICROMEDEX®	□禁忌症 ■嚴重 □中度 □輕度 □無交互作用
	2.Lexi-Interact™	■嚴重 □中度 □輕度 □無交互作用
	3.Natural Medicines Comprehensive Database (NMCD)	□嚴重 ■中度 □輕度 □無交互作用
	NMCD 證據等級	□A ■B □C ■D

機轉

□藥物動力學　　□藥物藥效學　　■藥物動力學+藥物藥效學　　□未知

可能機轉：大蒜會降低 thromboxane B2 而抑制血小板凝集作用。有研究發現大蒜的成分會誘導 CYP3A4，但亦有研究提出對 CYP3A4 並無影響；故其對臨床的影響尚無定論。

結果

可能會增加出血的危險。[1-48]

臨床處置

正常飲食中食用的大蒜並不會造成問題，但如果有大量攝取時 (如服用含大蒜成分的保健食品) 就應特別留意。如果可以應盡量避免併用，若須併用則建議密切監測凝血時間、INR 值 (international normalized ratios)，以及是否有出現出血的症狀。

參考資料

1. Mahady GB. *Botanical Dietary Supplements: Quality, Safety and Efficacy*. Lisse, The Netherlands: Swets & Zeitlinger Publishers; 2001.
2. Stargrove MB, Treasure J, McKee DL. Herb, nutrient, and drug interactions :clinical implications and therapeutic strategies St. Louis, Mo.: Mosby Elsevier; 2008.
3. Philp RB. Herbal-drug interactions and adverse effects: An evidence-based quick reference guide. USA: McGraw-Hill Professional; 2004.
4. Cassileth BR. *Herb-Drug Interactions in Oncology*. Lewiston, NY: BC Decker, Inc.; 2003.
5. Fugh-Berman A. Herb-drug interactions. Lancet 2000; 355: 134-138.
6. Fugh-Berman A, Ernst E. Herb-drug interactions: review and assessment of report reliability. Br J Clin Pharmacol 2001; 52: 587-595.
7. Izzo AA, Ernst E. Interactions between herbal medicines and prescribed drugs:

An updated systematic review. Drugs 2009; 69: 1777-1798.

8. Norred CL, Brinker F. Potential coagulation effects of preoperative complementary and alternative medicines. Altern Ther Health Med 2001; 7: 58-67.

9. Awang DV, Fugh-Berman A. Herbal interactions with cardiovascular drugs. J Cardiovasc Nurs 2002; 16: 64-70.

10. Kuhn MA. Herbal remedies: drug-herb interactions. Crit Care Nurse 2002; 22: 22-28, 30, 32.

11. Poppenga RH. Herbal medicine: potential for intoxication and interactions with conventional drugs. Clin Tech Small Anim Pract 2002; 17: 6-18.

12. Valli G, Giardina EG. Benefits, adverse effects and drug interactions of herbal therapies with cardiovascular effects. J Am Coll Cardiol 2002; 39: 1083-1095.

13. Brazier NC, Lcvine MA, Brazier NC, Levine MAH. Drug-herb interaction among commonly used conventional medicines: a compendium for health care professionals. Am J Ther 2003; 10: 163-169.

14. Zhou S, Gao Y, Jiang W, Huang M, Xu A, Paxton JW. Interactions of herbs with cytochrome P450. Drug Metab Rev 2003; 35: 35-98.

15. 王瑩玉：Warfarin 及其他抗凝血劑與草藥的交互作用，藥學雜誌，2003; 19: 5-10.

16. Ohnishi N, Yokoyama T, Ohnishi N, Yokoyama T. Interactions between medicines and functional foods or dietary supplements. Keio J Med 2004; 53: 137-150.

17. Hu Z, Yang X, Ho PCL, et al. Herb-drug interactions: a literature review. Drugs 2005; 65: 1239-1282.

18. Chavez ML, Jordan MA, Chavez PI. Evidence-based drug--herbal interactions. Life Sci 2006; 78: 2146-2157.

19. Nutescu EA, Shapiro NL, Ibrahim S, West P. Warfarin and its interactions with foods, herbs and other dietary supplements. Expert Opin Drug Saf 2006; 5: 433-451.

20. Pal D, Mitra AK. MDR- and CYP3A4-mediated drug-herbal interactions. Life Sci 2006; 78: 2131-2145.

21. Yang XX, Hu ZP, Duan W, et al. Drug-herb interactions: eliminating toxicity with hard drug design. Curr Pharm Des. 2006; 12: 4649-4664.

22. Bush TM, Rayburn KS, Holloway SW, et al. Adverse interactions between herbal and dietary substances and prescription medications: a clinical survey. Altern Ther Health Med 2007; 13: 30-35.

23. Shalansky S, Lynd L, Richardson K, Ingaszewski A, Kerr C. Risk of warfarin-related bleeding events and supratherapeutic international normalized

ratios associated with complementary and alternative medicine: a longitudinal analysis. Pharmacotherapy 2007; 27: 1237-1247.

24. Zhou S-F, Zhou Z-W, Li C-G, et al. Identification of drugs that interact with herbs in drug development. Drug Discov Today 2007; 12: 664-673.

25. Clauson KA, Santamarina ML, Rutledge JC. Clinically relevant safety issues associated with St. John's wort product labels. BMC Complement Altern Med 2008; 8: 42.

26. Gardiner P, Phillips R, Shaughnessy AF. Herbal and dietary supplement-drug interactions in patients with chronic illnesses. Am Fam Physician 2008; 77: 73-80.

27. 李建瑩、施宏哲、蔡敏鈴：Warfarin 與中草藥之交互作用，藥學雜誌，2008; 24: 135-142.

28. Heck AM, DeWitt BA, Lukes AL. Potential interactions between alternative therapies and warfarin. Am J Health Syst Pharm 2000; 57: 1221-1230.

29. Aggarwal A, Ades PA. Interactions of herbal remedies with prescription cardiovascular medications. Coron Artery Dis 2001; 12: 581-584.

30. Wittkowsky AK. Drug interactions update: Drugs, herbs, and oral anticoagulation. Journal of Thrombosis and Thrombolysis 2001; 12: 67-71.

31. Lis-Balchin M. Serious adverse effects between herbal remedies and conventional drugs taken simultaneously. Journal of The Royal Society for the Promotion of Health 2002; 122: 210.

32. Ly J, Percy L, Dhanani S. Use of dietary supplements and their interactions with prescription drugs in the elderly. Am J Health Syst Pharm 2002; 59: 1759-1762.

33. Myers SP. Interactions between complementary medicines and warfarin. Australian Prescriber 2002; 25: 54-56.

34. Davidson P, Hancock K, Leung D, et al. Traditional Chinese Medicine and heart disease: What does Western medicine and nursing science know about it? European Journal of Cardiovascular Nursing 2003; 2: 171-181.

35. Forrelli T. Understanding herb-drug interactions. Techniques in Orthopaedics 2003; 18: 37-45.

36. eng CC, Glassman PA, Trilli LE, Hayes-Hunter J, Good CB. Incidence and Severity of Potential Drug-Dietary Supplement Interactions in Primary Care Patients: An Exploratory Study of 2 Outpatient Practices. Arch Intern Med 2004; 164: 630-636.

37. Smith L, Ernst E, PaulEwings, Myers P, Smith C. Co-ingestion of herbal medicines and warfarin. Br J Gen Pract 2004; 54: 439-441.

38. Basila D, Yuan CS. Effects of dietary supplements on coagulation and platelet function. Thromb Res 2005; 117: 49-53.

39. Boullata J. Natural health product interactions with medication. Nutrition in Clinical Practice 2005; 20: 33-51.

40. Gage BF, Milligan PE. Pharmacology and pharmacogenetics of warfarin and other coumarins when used with supplements. Thromb Res 2005; 117: 55-59.

41. Marder VJ. The interaction of dietary supplements with antithrombotic agents: Scope of the problem. *Thromb Res* 2005; 117: 7-13.

42. Ramsay NA, Kenny MW, Davies G, Patel JP. Complimentary and alternative medicine use among patients starting warfarin. Br J Haematol 2005; 130: 777-780.

43. Taylor DMD, Walsham N, Taylor SE, Wong L. Potential interactions between prescription drugs and complementary and alternative medicines among patients in the emergency department. Pharmacotherapy 2006; 26: 634-640.

44. Sood A, Sood R, Brinker FJ, Mann R, Loehrer LL, Wahner-Roedler DL. Potential for Interactions Between Dietary Supplements and Prescription Medications. Am J Med 2008; 121: 207-211.

45. Izzo AA, Ernst E. Interactions between herbal medicines and prescribed drugs: An updated systematic review. Drugs 2009; 69: 1777-1798.

46. 毛曉琴、謝海棠、周宏灝：多藥耐藥蛋白和 CYP3A4 介導的中草藥-西藥相互作用，中國臨床藥理學與治療學，2007; 07.

47. 賴永昌、陳玉蘭、賴婕瑄：Toxicity of Chinese Herbal Medicine and drug-herb Interactions， 中山醫學雜誌，2007; 18: 357.

48. 林聖興：中西藥交互作用資訊網站之建構，中國醫藥大學中西醫結合研究所，2006.

	西藥	中草藥/保健品(英文名)
類別	**B01AA03**	活血袪瘀藥
名稱	**Warfarin**	丹參 (*Danshen*)

嚴重程度	
1.MICROMEDEX®	□禁忌症　□嚴重　□中度　□輕度　□無交互作用
2.Lexi-Interact™	□嚴重　□中度　□輕度　□無交互作用
3.Natural Medicines Comprehensive Database (NMCD)	■嚴重　■中度　□輕度　□無交互作用
NMCD 證據等級	□A　■B　□C　■D

機轉

□藥物動力學　　□藥物藥效學　　■藥物動力學+藥物藥效學　　□未知

可能機轉：丹參具有抗血栓作用。另有體外試驗和動物實驗發現丹參會誘導 CYP3A4，但對臨床的影響尚不確定。

結果

可能會增加出血的危險。[1-44]

臨床處置

如果可以應盡量避免併用。

參考資料

1. Awang DV, Fugh-Berman A. Herbal interactions with cardiovascular drugs. J Cardiovasc Nurs 2002; 16: 64-70.
2. Chavez ML, Jordan MA, Chavez PI. Evidence-based drug--herbal interactions. Life Sci 2006; 78: 2146-2157.
3. Fugh-Berman A. Herb-drug interactions. Lancet 2000; 355: 134-138.
4. Fugh-Berman A, Ernst E. Herb-drug interactions: review and assessment of report reliability. Br J Clin Pharmacol 2001; 52: 587-595.
5. Hu Z, Yang X, Ho PCL, et al. Herb-drug interactions: a literature review. Drugs 2005; 65: 1239-1282.
6. Ko RJ. A U.S. perspective on the adverse reactions from traditional Chinese medicines. J Chin Med Assoc 2004; 67: 109-116.
7. Kuhn MA. Herbal remedies: drug-herb interactions. Crit Care Nurse 2002; 22: 22-28, 30, 32.
8. Norred CL, Brinker F. Potential coagulation effects of preoperative

complementary and alternative medicines. Altern Ther Health Med 2001; 7: 58-67.

9. Nutescu EA, Shapiro NL, Ibrahim S, West P. Warfarin and its interactions with foods, herbs and other dietary supplements. Expert Opin Drug Saf 2006; 5: 433-451.

10. Sorensen JM. Herb-drug, food-drug, nutrient-drug, and drug-drug interactions: mechanisms involved and their medical implications. J Altern Complement Med 2002; 8: 293-308.

11. Tabone S. Herb, nutrient and drug interactions may be hazardous. Tex Nurs 2001; 75: 5, 10, 14.

12. Tomlinson B, Hu M, Lee VWY. In vivo assessment of herb-drug interactions: possible utility of a pharmacogenetic approach? Mol Nutr Food Res 2008; 52: 799-809.

13. Valli G, Giardina EG. Benefits, adverse effects and drug interactions of herbal therapies with cardiovascular effects. J Am Coll Cardiol 2002; 39: 1083-1095.

14. Yang XX, Hu ZP, Duan W, et al. Drug-herb interactions: eliminating toxicity with hard drug design. Curr Pharm Des. 2006; 12: 4649-4664.

15. Zhou L, Zuo Z, Chow MS. Danshen: an overview of its chemistry, pharmacology, pharmacokinetics, and clinical use. J Clin Pharmacol 2005; 45: 1345-1359.

16. Zhou S, Gao Y, Jiang W, Huang M, Xu A, Paxton JW. Interactions of herbs with cytochrome P450. Drug Metab Rev 2003; 35: 35-98.

17. Zhou S-F, Zhou Z-W, Li C-G, et al. Identification of drugs that interact with herbs in drug development. Drug Discov Today 2007; 12: 664-673.

18. 王瑩玉：Warfarin 及其他抗凝血劑與草藥的交互作用，藥學雜誌，2003; 19: 5-10.

19. Aggarwal A, Ades PA. Interactions of herbal remedies with prescription cardiovascular medications. Coron Artery Dis 2001; 12: 581-584.

20. Basila D, Yuan CS. Effects of dietary supplements on coagulation and platelet function. Thromb Res 2005; 117: 49-53.

21. Boullata J. Natural health product interactions with medication. Nutrition in Clinical Practice 2005; 20: 33-51.

22. Chan TYK. Interaction between warfarin and danshen (Salvia miltiorrhiza). Ann Pharmacother 2001; 35: 501-504.

23. Cheng TO. Cardiovascular effects of Danshen. Int J Cardiol 2007; 121: 9-22.

24. Daugherty NE, Smith KM. Dietary supplement and selected food interactions with warfarin. Orthopedics 2006; 29: 309-314.

25. Davidson P, Hancock K, Leung D, et al. Traditional Chinese Medicine and heart

disease: What does Western medicine and nursing science know about it? European Journal of Cardiovascular Nursing 2003; 2: 171-181.

26. Forrelli T. Understanding herb-drug interactions. Techniques in Orthopaedics 2003; 18: 37-45.

27. Gage BF, Milligan PE. Pharmacology and pharmacogenetics of warfarin and other coumarins when used with supplements. Thromb Res 2005; 117: 55-59.

28. Heck AM, DeWitt BA, Lukes AL. Potential interactions between alternative therapies and warfarin. Am J Health Syst Pharm 2000; 57: 1221-1230.

29. Holbrook AM, Pereira JA, Labiris R, et al. Systematic overview of warfarin and its drug and food interactions. Arch Intern Med 2005; 165: 1095-1106.

30. Ioannides C. Pharmacokinetic interactions between herbal remedies and medicinal drugs. Xenobiotica 2002; 32: 451-478.

31. Marder VJ. The interaction of dietary supplements with antithrombotic agents: Scope of the problem. *Thromb Res* 2005; 117: 7-13.

32. Myers SP. Interactions between complementary medicines and warfarin. Australian Prescriber 2002; 25: 54-56.

33. Wittkowsky AK. Drug interactions update: Drugs, herbs, and oral anticoagulation. Journal of Thrombosis and Thrombolysis 2001; 12: 67-71.

34. 李建瑩、施宏哲、蔡敏鈴：Warfarin 與中草藥之交互作用，藥學雜誌，2008; 24: 135-142.

35. 賴永昌、陳玉蘭、賴婕瑄：Toxicity of Chinese Herbal Medicine and drug-herb Interactions， 中山醫學雜誌，2007; 18: 357.

36. Jennes F, Flaws B. Herb toxicities & drug interactions: A formula approach. Boulder: Blue Poppy Press. 2007.

37. Philp RB. Herbal-drug interactions and adverse effects: An evidence-based quick reference guide. USA: McGraw-Hill Professional; 2004.

38. Stargrove MB, Treasure J, McKee DL. Herb, nutrient, and drug interactions :clinical implications and therapeutic strategies St. Louis, Mo.: Mosby Elsevier; 2008.

39. Tatro DS. *Drug Interaction Facts*. Saint Louis: Wolters Kluwer Health/Facts & Comparisons; 2010.

40. Ulbricht CE. *Natural Standard Herbs & Supplement Reference: Evidence-Based Clinical Review.* St. Louis, Mo.: Mosby/Elsevier; 2005.

41. Williamson E, Driver S, Baxter K. Stockley's herbal medicines interactions. London: Pharmaceutical Press. 2009.

42. 林聖興：中西藥交互作用資訊網站之建構，中國醫藥大學中西醫結合研究所，2006.

43. 陳芳英：高血壓中西藥併用之研究與評價，中國醫藥大學中西醫結合研究所，2006.

44. 廖慧伶：全民健保門診處方中西藥併用交互作用之分析，中國醫藥大學中國藥學研究所博士班，2008.

西藥	中草藥/保健品(英文名)
類別名稱 B01AA03	收澀藥
名稱 Warfarin	五味子 (*Schizandra*)

嚴重程度

1. MICROMEDEX® ☐禁忌症　☐嚴重　☐中度　☐輕度　☐無交互作用
2. Lexi-Interact™　　　　　☐嚴重　☐中度　☐輕度　☐無交互作用
3. Natural Medicines Comprehensive Database (NMCD)　☐嚴重　■中度　☐輕度　☐無交互作用

　　NMCD 證據等級　　☐A　　☐B　　☐C　　■D

機轉

■藥物動力學　　☐藥物藥效學　　☐藥物動力學+藥物藥效學　　☐未知

可能機轉：五味子會誘導 CYP2C9。

結果

Warfarin 的作用會減少，可能會造成栓塞的危險。[1-2]

臨床處置

如果可以應盡量避免併用，如果須併用則建議密切監測。

參考資料

1. Williamson E, Driver S, Baxter K. Stockley's herbal medicines interactions. London: Pharmaceutical Press. 2009.
2. Mu Y, Zhang J, Zhang S, et al. Traditional Chinese medicines Wu Wei Zi (Schisandra chinensis Baill) and Gan Cao (Glycyrrhiza uralensis Fisch) activate pregnane X receptor and increase warfarin clearance in rats. J Pharmacol Exp Ther 2006; 316: 1369-1377.

西藥	中草藥/保健品(英文名)
B01AA03	辛涼解表藥
Warfarin	升麻 (*Black cohosh*)

類別

名稱

嚴重程度

1.MICROMEDEX®	☐禁忌症	☐嚴重 ■中度 ☐輕度 ☐無交互作用	
2.Lexi-Interact™		☐嚴重 ☐中度 ☐輕度 ■無交互作用	
3.Natural Medicines Comprehensive Database (NMCD)		☐嚴重 ☐中度 ☐輕度 ■無交互作用	
NMCD 證據等級	☐A	☐B ☐C ☐D	

機轉

☐藥物動力學　　■藥物藥效學　　☐藥物動力學+藥物藥效學　　☐未知

可能機轉：對抗凝血有加成作用。

結果

可能會增加出血的危險。[1]

臨床處置

併用時應留意；開始服用或停用升麻時應特別監測凝血時間及 INR 值 (international normalized ratios)。

參考資料

1. Ulbricht CE. *Natural Standard Herbs & Supplement Reference: Evidence-Based Clinical Review.* St. Louis, Mo.: Mosby/Elsevier; 2005.

	西藥	中草藥/保健品(英文名)
類別	B01AA03	辛涼解表藥
名稱	**Warfarin**	牛蒡子 (*Burdock*)

嚴重程度	
1.MICROMEDEX® □禁忌症 □嚴重 □中度 □輕度 ■無交互作用	
2.Lexi-Interact™ □嚴重 □中度 □輕度 ■無交互作用	
3.Natural Medicines Comprehensive Database (NMCD) □嚴重 ■中度 □輕度 □無交互作用	
NMCD 證據等級 □A □B □C ■D	

機轉	□藥物動力學　■藥物藥效學　□藥物動力學+藥物藥效學　□未知
	可能機轉：牛蒡子會抑制血小板活化因子而減少血小板凝集作用。

結果	可能會增加出血的危險。[1]

臨床處置	併用時建議密切監測是否有出現出血的症狀。

參考資料	1. Nutescu EA, Shapiro NL, Ibrahim S, West P. Warfarin and its interactions with foods, herbs and other dietary supplements. Expert Opin Drug Saf 2006; 5: 433-451.

西藥			中草藥/保健品(英文名)		
類別	**B01AA03**			補益藥	
名稱	**Warfarin**			甘草 (*Licorice*)	

嚴重程度	1.MICROMEDEX®	☐禁忌症	☐嚴重	■中度	☐輕度	☐無交互作用
	2.Lexi-Interact™		■嚴重	☐中度	☐輕度	☐無交互作用
	3.Natural Medicines Comprehensive Database (NMCD)		■嚴重	■中度	☐輕度	☐無交互作用
	NMCD 證據等級	☐A	☐B	☐C	■D	

機轉

☐藥物動力學　　☐藥物藥效學　　■藥物動力學+藥物藥效學　　☐未知

可能機轉：會抑制凝血酶和血小板凝集作用。另有體外試驗和動物實驗發現甘草的成分可能會抑制或誘導 CYP2C9 和 CYP3A4，但對臨床的影響尚無定論。

結果

可能會增加出血的危險。[1-13]

臨床處置

併用時建議密切監測是否有出現出血的症狀。

參考資料

1. Cassileth BR. *Herb-Drug Interactions in Oncology*. Lewiston, NY: BC Decker, Inc.; 2003.
2. Stargrove MB, Treasure J, McKee DL. Herb, nutrient, and drug interactions :clinical implications and therapeutic strategies St. Louis, Mo.: Mosby Elsevier; 2008.
3. Philp RB. Herbal-drug interactions and adverse effects: An evidence-based quick reference guide. USA: McGraw-Hill Professional; 2004.
4. Norred CL, Brinker F. Potential coagulation effects of preoperative complementary and alternative medicines. Altern Ther Health Med 2001; 7: 58-67.
5. Zhou S, Gao Y, Jiang W, Huang M, Xu A, Paxton JW. Interactions of herbs with cytochrome P450. Drug Metab Rev 2003; 35: 35-98.
6. 王瑩玉：Warfarin 及其他抗凝血劑與草藥的交互作用，藥學雜誌，2003; 19: 5-10.

7. Nutescu EA, Shapiro NL, Ibrahim S, West P. Warfarin and its interactions with foods, herbs and other dietary supplements. Expert Opin Drug Saf 2006; 5: 433-451.

8. 李建瑩、施宏哲、蔡敏鈴：Warfarin 與中草藥之交互作用，藥學雜誌，2008; 24: 135-142.

9. Heck AM, DeWitt BA, Lukes AL. Potential interactions between alternative therapies and warfarin. Am J Health Syst Pharm 2000; 57: 1221-1230.

10. Wittkowsky AK. Drug interactions update: Drugs, herbs, and oral anticoagulation. Journal of Thrombosis and Thrombolysis 2001; 12: 67-71.

11. Myers SP. Interactions between complementary medicines and warfarin. Australian Prescriber 2002; 25: 54-56.

12. Marder VJ. The interaction of dietary supplements with antithrombotic agents: Scope of the problem. *Thromb Res* 2005; 117: 7-13.

13. Mu Y, Zhang J, Zhang S, et al. Traditional Chinese medicines Wu Wei Zi (Schisandra chinensis Baill) and Gan Cao (Glycyrrhiza uralensis Fisch) activate pregnane X receptor and increase warfarin clearance in rats. J Pharmacol Exp Ther 2006; 316: 1369-1377.

西藥	中草藥/保健品(英文名)
B01AA03	溫裏祛寒藥
Warfarin	生薑 (*Ginger*)

類別名稱

嚴重程度

1. MICROMEDEX®   ☐禁忌症   ☐嚴重   ■中度   ☐輕度   ☐無交互作用
2. Lexi-Interact™   ■嚴重   ☐中度   ☐輕度   ☐無交互作用
3. Natural Medicines Comprehensive   ☐嚴重   ■中度   ☐輕度   ☐無交互作用
   Database (NMCD)

   NMCD 證據等級   ☐A   ■B   ☐C   ☐D

機轉

☐藥物動力學   ■藥物藥效學   ☐藥物動力學+藥物藥效學   ☐未知

可能機轉：會抑制 thromboxane B2 的形成及 thromboxane 的合成，並會增加 prostacyclin。

結果

可能會增加出血的危險。[1-27]

臨床處置

對臨床的影響尚未確定，併用時建議密切監測是否有出現出血的症狀。研究發現若每日食用超過 4 克的乾薑或 15 克的生薑極可能會影響血液凝集作用。

參考資料

1. Mahady GB. *Botanical Dietary Supplements: Quality, Safety and Efficacy*. Lisse, The Netherlands: Swets & Zeitlinger Publishers; 2001.
2. Cassileth BR. *Herb-Drug Interactions in Oncology*. Lewiston, NY: BC Decker, Inc.; 2003.
3. Jennes F, Flaws B. Herb toxicities & drug interactions: A formula approach. Boulder: Blue Poppy Press. 2007.
4. Stargrove MB, Treasure J, McKee DL. Herb, nutrient, and drug interactions :clinical implications and therapeutic strategies St. Louis, Mo.: Mosby Elsevier; 2008.
5. Philp RB. Herbal-drug interactions and adverse effects: An evidence-based quick reference guide. USA: McGraw-Hill Professional; 2004.
6. Norred CL, Brinker F. Potential coagulation effects of preoperative complementary and alternative medicines. Altern Ther Health Med 2001; 7: 58-67.

7. Awang DV, Fugh-Berman A. Herbal interactions with cardiovascular drugs. J Cardiovasc Nurs 2002; 16: 64-70.

8. Kuhn MA. Herbal remedies: drug-herb interactions. Crit Care Nurse 2002; 22: 22-28, 30, 32.

9. Poppenga RH. Herbal medicine: potential for intoxication and interactions with conventional drugs. Clin Tech Small Anim Pract 2002; 17: 6-18.

10. Sorensen JM. Herb-drug, food-drug, nutrient-drug, and drug-drug interactions: mechanisms involved and their medical implications. J Altern Complement Med 2002; 8: 293-308.

11. Zhou S, Gao Y, Jiang W, Huang M, Xu A, Paxton JW. Interactions of herbs with cytochrome P450. Drug Metab Rev 2003; 35: 35-98.

12. 王瑩玉：Warfarin 及其他抗凝血劑與草藥的交互作用，藥學雜誌，2003; 19: 5-10.

13. Chavez ML, Jordan MA, Chavez PI. Evidence-based drug--herbal interactions. Life Sci 2006; 78: 2146-2157.

14. Nutescu EA, Shapiro NL, Ibrahim S, West P. Warfarin and its interactions with foods, herbs and other dietary supplements. Expert Opin Drug Saf 2006; 5: 433-451.

15. Shalansky S, Lynd L, Richardson K, Ingaszewski A, Kerr C. Risk of warfarin-related bleeding events and supratherapeutic international normalized ratios associated with complementary and alternative medicine: a longitudinal analysis. Pharmacotherapy 2007; 27: 1237-1247.

16. 李建瑩、施宏哲、蔡敏鈴：Warfarin 與中草藥之交互作用，藥學雜誌，2008; 24: 135-142.

17. Heck AM, DeWitt BA, Lukes AL. Potential interactions between alternative therapies and warfarin. Am J Health Syst Pharm 2000; 57: 1221-1230.

18. Aggarwal A, Ades PA. Interactions of herbal remedies with prescription cardiovascular medications. Coron Artery Dis 2001; 12: 581-584.

19. Wittkowsky AK. Drug interactions update: Drugs, herbs, and oral anticoagulation. Journal of Thrombosis and Thrombolysis 2001; 12: 67-71.

20. Lis-Balchin M. Serious adverse effects between herbal remedies and conventional drugs taken simultaneously. Journal of The Royal Society for the Promotion of Health 2002; 122: 210.

21. Myers SP. Interactions between complementary medicines and warfarin. Australian Prescriber 2002; 25: 54-56.

22. Davidson P, Hancock K, Leung D, et al. Traditional Chinese Medicine and heart disease: What does Western medicine and nursing science know about it? European Journal of Cardiovascular Nursing 2003; 2: 171-181.

23. Smith L, Ernst E, PaulEwings, Myers P, Smith C. Co-ingestion of herbal medicines and warfarin. Br J Gen Pract 2004; 54: 439-441.

24. Gage BF, Milligan PE. Pharmacology and pharmacogenetics of warfarin and other coumarins when used with supplements. Thromb Res 2005; 117: 55-59.

25. Marder VJ. The interaction of dietary supplements with antithrombotic agents: Scope of the problem. *Thromb Res* 2005; 117: 7-13.

26. Ramsay NA, Kenny MW, Davies G, Patel JP. Complimentary and alternative medicine use among patients starting warfarin. Br J Haematol 2005; 130: 777-780.

27. Leung VWY, Shalansky SJ, Lo MK, Jadusingh EA. Prevalence of use and the risk of adverse effects associated with complementary and alternative medicine in a cohort of patients receiving warfarin. Ann Pharmacother 2009; 43: 875-881.

西藥					中草藥/保健品(英文名)			

類別	**B01AA03**				解表藥			
名稱	**Warfarin**				白芷 (*Angelica*)			

<table>
<tr><td rowspan="6">嚴重程度</td><td colspan="8">1.MICROMEDEX® ☐禁忌症 ☐嚴重 ■中度 ☐輕度 ☐無交互作用</td></tr>
<tr><td colspan="8">2.Lexi-Interact™ ☐嚴重 ☐中度 ☐輕度 ☐無交互作用</td></tr>
<tr><td colspan="8">3.Natural Medicines Comprehensive ☐嚴重 ☐中度 ☐輕度 ■無交互作用</td></tr>
<tr><td colspan="8">　Database (NMCD)</td></tr>
<tr><td colspan="8">　NMCD 證據等級 ☐A ☐B ☐C ☐D</td></tr>
</table>

機轉	☐藥物動力學　　■藥物藥效學　　　☐藥物動力學+藥物藥效學　　☐未知
	可能機轉：白芷成分中的 coumarin 會加成抗凝血作用。

結果	可能會增加出血的危險。[1-10]

臨床處置	併用時小心並監測出血的症狀。

參考資料

1. Philp RB. Herbal-drug interactions and adverse effects: An evidence-based quick reference guide. USA: McGraw-Hill Professional; 2004.

2. Zhou S, Gao Y, Jiang W, Huang M, Xu A, Paxton JW. Interactions of herbs with cytochrome P450. Drug Metab Rev 2003; 35: 35-98.

3. Woodward KN. The potential impact of the use of homeopathic and herbal remedies on monitoring the safety of prescription products. Hum Exp Toxicol 2005; 24: 219-233.

4. Nutescu EA, Shapiro NL, Ibrahim S, West P. Warfarin and its interactions with foods, herbs and other dietary supplements. Expert Opin Drug Saf 2006; 5: 433-451.

5. 李建瑩、施宏哲、蔡敏鈴：Warfarin 與中草藥之交互作用，藥學雜誌，2008; 24: 135-142.

6. Heck AM, DeWitt BA, Lukes AL. Potential interactions between alternative therapies and warfarin. Am J Health Syst Pharm 2000; 57: 1221-1230.

7. Aggarwal A, Ades PA. Interactions of herbal remedies with prescription

cardiovascular medications. Coron Artery Dis 2001; 12: 581-584.

8. Myers SP. Interactions between complementary medicines and warfarin. Australian Prescriber 2002; 25: 54-56.

9. Boullata J. Natural health product interactions with medication. Nutrition in Clinical Practice 2005; 20: 33-51.

10. Marder VJ. The interaction of dietary supplements with antithrombotic agents: Scope of the problem. *Thromb Res* 2005; 117: 7-13.

西藥		中草藥/保健品(英文名)
類別	**B01AA03**	補益藥
名稱	**Warfarin**	西洋參 (*American Ginseng*)

嚴重程度	
1.MICROMEDEX®	□禁忌症　□嚴重　■中度　□輕度　□無交互作用
2.Lexi-Interact™	■嚴重　□中度　□輕度　□無交互作用
3.Natural Medicines Comprehensive Database (NMCD)	■嚴重　□中度　□輕度　□無交互作用
NMCD 證據等級	□A　■B　□C　□D

機轉

□藥物動力學　　■藥物藥效學　　　□藥物動力學+藥物藥效學　　　□未知

可能機轉：加成抗凝血作用。

結果

可能會：1. 減少抗凝血作用；2. 增加出血的危險。[1-9]

臨床處置

如果可以應避免併用，如果須併用則應監測凝血時間及 INR 值 (international normalized ratios)。

參考資料

1. Cassileth BR. *Herb-Drug Interactions in Oncology*. Lewiston, NY: BC Decker, Inc.; 2003.
2. Valli G, Giardina EG. Benefits, adverse effects and drug interactions of herbal therapies with cardiovascular effects. J Am Coll Cardiol 2002; 39: 1083-1095.
3. Yuan CS, Wei G, Dey L, et al. Brief communication: American ginseng reduces warfarin's effect in healthy patients: a randomized, controlled Trial. Ann Intern Med 2004; 1: 23-27.
4. Mills E, Wu P, Johnston BC, Gallicano K, Clarke M, Guyatt G. Natural health product-drug interactions: a systematic review of clinical trials. Ther Drug Monit 2005; 27: 549-557.
5. Chavez ML, Jordan MA, Chavez PI. Evidence-based drug--herbal interactions. Life Sci 2006; 78: 2146-2157.
6. Scott GN, Elmer GW. Update on natural product-drug interactions. Am J Health Syst Pharm 2002; 59: 339-347.
7. Basila D, Yuan CS. Effects of dietary supplements on coagulation and platelet

function. Thromb Res 2005; 117: 49-53.

8. Johnston B, Vohra S. Which medications used in paediatric practice have demonstrated natural health product-drug interactions? Part A: Evidence-based answer and summary. Paediatrics and Child Health 2006; 11: 671-672.

9. 蔡成輝、盧佳怡：Warfarin 與人參交互作用之探析，北市中醫會刊，2009; 15:12.

	西藥	中草藥/保健品(英文名)
類別	**B01AA03**	活血袪瘀藥
名稱	**Warfarin**	沒藥 (*Myrrh*)

嚴重程度	1.MICROMEDEX®　　□禁忌症　□嚴重　□中度　□輕度　□無交互作用 2.Lexi-Interact™　　　　　　□嚴重　□中度　□輕度　□無交互作用 3.Natural Medicines Comprehensive　□嚴重　■中度　□輕度　□無交互作用 　 Database (NMCD) 　 NMCD 證據等級　　　　□A　　　□B　　　□C　　　■D
機轉	□藥物動力學　　□藥物藥效學　　　□藥物動力學+藥物藥效學　　■未知 可能機轉：未知。
結果	Warfarin 的作用會減少。[1]
臨床處置	併用時應小心。
參考資料	1. Al Faraj S. Antagonism of the anticoagulant effect of warfarin caused by the use of Commiphora molmol as a herbal medication: a case report. Ann Trop Med Parasitol 2005; 99: 219-220.

西藥	中草藥/保健品(英文名)
B01AA03	補益藥
Warfarin	刺五加 (*Siberian Ginseng*)

嚴重程度

1. MICROMEDEX®　□禁忌症　□嚴重　■中度　□輕度　□無交互作用
2. Lexi-Interact™　□嚴重　□中度　□輕度　□無交互作用
3. Natural Medicines Comprehensive Database (NMCD)　□嚴重　■中度　□輕度　□無交互作用

NMCD 證據等級　□A　□B　□C　■D

機轉

□藥物動力學　□藥物藥效學　■藥物動力學+藥物藥效學　□未知

可能機轉：

1. 減少抗凝血作用−未知。
2. 增加出血的危險−刺五加的成份會抑制血小板凝集作用；體外試驗和動物實驗發現刺五加會抑制 CPY2C9 和 CYP1A2。

結果

可能會：1. 減少抗凝血作用; 2. 增加出血的危險。[1-6]

臨床處置

如果可以應避免併用，如果須併用則應監測凝血時間及 INR 值 (international normalized ratios)。

參考資料

1. Mahady GB. *Botanical Dietary Supplements: Quality, Safety and Efficacy.* Lisse, The Netherlands: Swets & Zeitlinger Publishers; 2001.
2. Stargrove MB, Treasure J, McKee DL. Herb, nutrient, and drug interactions :clinical implications and therapeutic strategies St. Louis, Mo.: Mosby Elsevier; 2008.
3. Valli G, Giardina EG. Benefits, adverse effects and drug interactions of herbal therapies with cardiovascular effects. J Am Coll Cardiol 2002; 39: 1083-1095.
4. 王瑩玉：Warfarin 及其他抗凝血劑與草藥的交互作用，藥學雜誌，2003; 19: 5-10.
5. Nutescu EA, Shapiro NL, Ibrahim S, West P. Warfarin and its interactions with foods, herbs and other dietary supplements. Expert Opin Drug Saf 2006; 5: 433-451.

6. Yang XX, Hu ZP, Duan W, et al. Drug-herb interactions: eliminating toxicity with hard drug design. Curr Pharm Des. 2006; 12: 4649-4664.

西藥	中草藥/保健品(英文名)

類別	**B01AA03**	
名稱	**Warfarin**	阿魏 (*Asafetida*)

嚴重程度	1.MICROMEDEX®	☐禁忌症	☐嚴重	■中度	☐輕度	☐無交互作用
	2.Lexi-Interact™		☐嚴重	☐中度	☐輕度	☐無交互作用
	3.Natural Medicines Comprehensive Database (NMCD)		☐嚴重	■中度	☐輕度	☐無交互作用
	NMCD 證據等級		☐A	☐B	☐C	■D

機轉

☐藥物動力學　　■藥物藥效學　　☐藥物動力學+藥物藥效學　　☐未知

可能機轉：加成抗凝血作用。

結果

可能會增加出血的危險。[1-7]

臨床處置

如果可以應盡量避免併用，如果須併用則建議密切監測是否有出現出血的症狀。

參考資料

1. Philp RB. Herbal-drug interactions and adverse effects: An evidence-based quick reference guide. USA: McGraw-Hill Professional; 2004.
2. Zhou S, Gao Y, Jiang W, Huang M, Xu A, Paxton JW. Interactions of herbs with cytochrome P450. Drug Metab Rev 2003; 35: 35-98.
3. 李建瑩、施宏哲、蔡敏鈴：Warfarin 與中草藥之交互作用，藥學雜誌，2008; 24: 135-142.
4. Heck AM, DeWitt BA, Lukes AL. Potential interactions between alternative therapies and warfarin. Am J Health Syst Pharm 2000; 57: 1221-1230.
5. Aggarwal A, Ades PA. Interactions of herbal remedies with prescription cardiovascular medications. Coron Artery Dis 2001; 12: 581-584.
6. Myers SP. Interactions between complementary medicines and warfarin. Australian Prescriber 2002; 25: 54-56.
7. Marder VJ. The interaction of dietary supplements with antithrombotic agents: Scope of the problem. *Thromb Res* 2005; 117: 7-13.

	西藥	中草藥/保健品(英文名)
類別	B01AA03	補益藥
名稱	**Warfarin**	枸杞子 (*Lycium*)

嚴重程度	1.MICROMEDEX® ☐禁忌症 ☐嚴重 ☐中度 ☐輕度 ☐無交互作用 2.Lexi-Interact™ ☐嚴重 ☐中度 ☐輕度 ☐無交互作用 3.Natural Medicines Comprehensive Database (NMCD) ☐嚴重 ■中度 ☐輕度 ☐無交互作用 NMCD 證據等級 ☐A ☐B ☐C ■D
機轉	■藥物動力學 ☐藥物藥效學 ☐藥物動力學+藥物藥效學 ☐未知 可能機轉：枸杞子會抑制 CYP2C9 而增加 warfarin 的濃度。
結果	可能會增加出血的危險。[1-6]
臨床處置	併用時要小心監測是否有出現出血的症狀，warfarin 的劑量可能需調整。

| 參考資料 | 1. Daugherty NE, Smith KM. Dietary supplement and selected food interactions with warfarin. Orthopedics 2006; 29: 309-314.

2. Holbrook AM, Pereira JA, Labiris R, et al. Systematic overview of warfarin and its drug and food interactions. Arch Intern Med 2005; 165: 1095-1106.

3. Leung H, Hung A, Hui ACF, Chan TYK. Warfarin overdose due to the possible effects of Lycium barbarum L. Food Chem Toxicol 2008; 46: 1860-1862.

4. Nutescu EA, Shapiro NL, Ibrahim S, West P. Warfarin and its interactions with foods, herbs and other dietary supplements. Expert Opin Drug Saf 2006; 5: 433-451.

5. Tatro DS. *Drug Interaction Facts.* Saint Louis: Wolters Kluwer Health/Facts & Comparisons; 2010.

6. Williamson E, Driver S, Baxter K. Stockley's herbal medicines interactions. London: Pharmaceutical Press. 2009. |

西藥	中草藥/保健品(英文名)
B01AA03	清熱藥
Warfarin	穿心蓮 (*Andrographis*)

<table>
<tr><td rowspan="2">嚴重程度</td><td>1.MICROMEDEX®   ☐禁忌症</td><td>☐嚴重</td><td>☐中度</td><td>☐輕度</td><td>■無交互作用</td></tr>
</table>

嚴重程度

1.MICROMEDEX®　　☐禁忌症　　☐嚴重　☐中度　☐輕度　■無交互作用

2.Lexi-Interact™　　　　　　　☐嚴重　☐中度　☐輕度　☐無交互作用

3.Natural Medicines Comprehensive　☐嚴重　■中度　☐輕度　☐無交互作用
　Database (NMCD)

　NMCD 證據等級　　　　☐A　　☐B　　☐C　　■D

機轉

☐藥物動力學　　■藥物藥效學　　☐藥物動力學+藥物藥效學　　☐未知

可能機轉：會抑制血小板凝集作用。

結果

可能會增加出血的危險。[1-2]

臨床處置

併用時建議密切監測是否有出現出血的症狀。

參考資料

1. Williamson E, Driver S, Baxter K. Stockley's herbal medicines interactions. London: Pharmaceutical Press. 2009.
2. Norred CL, Brinker F. Potential coagulation effects of preoperative complementary and alternative medicines. Altern Ther Health Med 2001; 7: 58-67.

	西藥	中草藥/保健品(英文名)
類別名稱	**B01AA03**	
	Warfarin	紅麴 (*Red Yeast Rice*)

嚴重程度	
1.MICROMEDEX®	☐禁忌症 ☐嚴重 ☐中度 ☐輕度 ■無交互作用
2.Lexi-Interact™	☐嚴重 ■中度 ☐輕度 ☐無交互作用
3.Natural Medicines Comprehensive Database (NMCD)	☐嚴重 ☐中度 ☐輕度 ■無交互作用
NMCD 證據等級	☐A ☐B ☐C ☐D

機轉	■藥物動力學 ☐藥物藥效學 ☐藥物動力學+藥物藥效學 ☐未知
	可能機轉：紅麴含有 lovastatin (每 600 mg 紅麴含有 2.4 mg)，會抑制 CYP2C9。

結果	可能會增加出血的危險。[1]

臨床處置	併用則建議密切監測是否有出現出血的症狀，可能需要調整 warfarin 的劑量。

參考資料	1. Ulbricht CE. *Natural Standard Herbs & Supplement Reference: Evidence-Based Clinical Review.* St. Louis, Mo.: Mosby/Elsevier; 2005.

西藥	中草藥/保健品(英文名)
B01AA03	理氣藥
Warfarin	枳殼 (*Bitter Orange*)

<table>
<tr><td rowspan="2">類別名稱</td><td></td><td></td></tr>
</table>

類別
名稱

嚴重程度

1.MICROMEDEX®　　　　☐禁忌症　　☐嚴重　☐中度　☐輕度　■無交互作用

2.Lexi-Interact™　　　　　　　　　　☐嚴重　☐中度　☐輕度　☐無交互作用

3.Natural Medicines Comprehensive　☐嚴重　■中度　☐輕度　☐無交互作用
　Database (NMCD)

　NMCD 證據等級　　　　☐A　　■B　　☐C　　☐D

機轉

■藥物動力學　　☐藥物藥效學　　☐藥物動力學+藥物藥效學　　☐未知

可能機轉：枳殼會選擇性地抑制腸道的 CYP3A4。

結果

可能會增加 warfarin 的作用而增加出血的危險。[1]

臨床處置

併用時應小心，建議密切監測是否有出現出血的症狀。

參考資料

1. Nutescu EA, Shapiro NL, Ibrahim S, West P. Warfarin and its interactions with foods, herbs and other dietary supplements. Expert Opin Drug Saf 2006; 5: 433-451.

西藥	中草藥/保健品(英文名)
B01AA03	止血藥
Warfarin	棕櫚 (*Saw Palmetto*)

<table>
<tr><td rowspan="5">嚴重程度</td><td>1.MICROMEDEX®</td><td>☐禁忌症</td><td>☐嚴重</td><td>■中度</td><td>☐輕度</td><td>☐無交互作用</td></tr>
<tr><td>2.Lexi-Interact™</td><td></td><td>☐嚴重</td><td>☐中度</td><td>☐輕度</td><td>■無交互作用</td></tr>
<tr><td>3.Natural Medicines Comprehensive Database (NMCD)</td><td></td><td>☐嚴重</td><td>■中度</td><td>☐輕度</td><td>☐無交互作用</td></tr>
<tr><td>NMCD 證據等級</td><td></td><td>☐A</td><td>☐B</td><td>☐C</td><td>■D</td></tr>
</table>

機轉	☐藥物動力學　■藥物藥效學　　☐藥物動力學+藥物藥效學　　☐未知
	可能機轉：棕櫚會抑制 cyclooxygenase。

結果	可能會增加出血的危險。[1-6]

臨床處置	併用時應小心，要監測凝血時間、INR 值 (international normalized ratios) 及出血症狀。

參考資料

1. Tatro DS. *Drug Interaction Facts.* Saint Louis: Wolters Kluwer Health/Facts & Comparisons; 2010.

2. Ulbricht CE. *Natural Standard Herbs & Supplement Reference: Evidence-Based Clinical Review.* St. Louis, Mo.: Mosby/Elsevier; 2005.

3. Stargrove MB, Treasure J, McKee DL. Herb, nutrient, and drug interactions :clinical implications and therapeutic strategies St. Louis, Mo.: Mosby Elsevier; 2008.

4. Bressler R. Herb-drug interactions. Interactions between saw palmetto and prescription medications. Geriatrics 2005; 60: 32, 34.

5. Chavez ML, Jordan MA, Chavez PI. Evidence-based drug--herbal interactions. Life Sci 2006; 78: 2146-2157.

6. Gage BF, Milligan PE. Pharmacology and pharmacogenetics of warfarin and other coumarins when used with supplements. Thromb Res 2005; 117: 55-59.

西藥	中草藥/保健品(英文名)
B01AA03	止咳平喘藥
Warfarin	款冬 (*Coltsfoot*)

類別		
名稱		

嚴重程度	1.MICROMEDEX® □禁忌症 □嚴重 □中度 □輕度 □無交互作用
	2.Lexi-Interact™ □嚴重 □中度 □輕度 □無交互作用
	3.Natural Medicines Comprehensive Database (NMCD) □嚴重 ■中度 □輕度 □無交互作用
	NMCD 證據等級 □A □B □C ■D

機轉	□藥物動力學 ■藥物藥效學 □藥物動力學+藥物藥效學 □未知
	可能機轉：會抑制血小板凝集作用。

結果	可能會增加出血的危險。[1]

臨床處置	盡量避免併用，如果須併用則建議密切監測 INR 值 (international normalized ratios) 及是否有出現出血的症狀。

參考資料	1. Nutescu EA, Shapiro NL, Ibrahim S, West P. Warfarin and its interactions with foods, herbs and other dietary supplements. Expert Opin Drug Saf 2006; 5: 433-451.

西藥					中草藥/保健品(英文名)			
類別	**B01AA03**				補益藥			
名稱	**Warfarin**				當歸 (*Dong Quai*)			

嚴重程度								
1.MICROMEDEX®	☐禁忌症	☐嚴重	■中度	☐輕度	☐無交互作用
2.Lexi-Interact™		■嚴重	☐中度	☐輕度	☐無交互作用
3.Natural Medicines Comprehensive Database (NMCD)		■嚴重	☐中度	☐輕度	☐無交互作用
NMCD 證據等級		☐A	☐B	☐C	■D

機轉

☐藥物動力學　　■藥物藥效學　　　☐藥物動力學+藥物藥效學　　　☐未知

可能機轉：抑制凝血素 (thromboxane) 的形成及血小板凝集作用。

結果

可能會增加出血的危險。[1-38]

臨床處置

如果可以應盡量避免併用，併用時應留意監測 INR 值 (international normalized ratios) 及出血的症狀。

參考資料

1. Cassileth BR. *Herb-Drug Interactions in Oncology*. Lewiston, NY: BC Decker, Inc.; 2003.
2. Tatro DS. *Drug Interaction Facts*. Saint Louis: Wolters Kluwer Health/Facts & Comparisons; 2010.
3. Ulbricht CE. *Natural Standard Herbs & Supplement Reference: Evidence-Based Clinical Review*. St. Louis, Mo.: Mosby/Elsevier; 2005.
4. Stargrove MB, Treasure J, McKee DL. Herb, nutrient, and drug interactions :clinical implications and therapeutic strategies St. Louis, Mo.: Mosby Elsevier; 2008.
5. Philp RB. Herbal-drug interactions and adverse effects: An evidence-based quick reference guide. USA: McGraw-Hill Professional; 2004.
6. Jennes F, Flaws B. Herb toxicities & drug interactions: A formula approach. Boulder: Blue Poppy Press. 2007.
7. Fugh-Berman A. Herb-drug interactions. Lancet 2000; 355: 134-138.
8. Fugh-Berman A, Ernst E. Herb-drug interactions: review and assessment of

report reliability. Br J Clin Pharmacol 2001; 52: 587-595.

9. Rogers EA, Gough JE, Brewer KL. Are emergency department patients at risk for herb-drug interactions? Acad Emerg Med 2001; 8: 932-934.

10. Tabone S. Herb, nutrient and drug interactions may be hazardous. Tex Nurs 2001; 75: 5, 10, 14.

11. Awang DV, Fugh-Berman A. Herbal interactions with cardiovascular drugs. J Cardiovasc Nurs 2002; 16: 64-70.

12. Kuhn MA. Herbal remedies: drug-herb interactions. Crit Care Nurse 2002; 22: 22-28, 30, 32.

13. Poppenga RH. Herbal medicine: potential for intoxication and interactions with conventional drugs. Clin Tech Small Anim Pract 2002; 17: 6-18.

14. Sorensen JM. Herb-drug, food-drug, nutrient-drug, and drug-drug interactions: mechanisms involved and their medical implications. J Altern Complement Med 2002; 8: 293-308.

15. Valli G, Giardina EG. Benefits, adverse effects and drug interactions of herbal therapies with cardiovascular effects. J Am Coll Cardiol 2002; 39: 1083-1095.

16. Zhou S, Gao Y, Jiang W, Huang M, Xu A, Paxton JW. Interactions of herbs with cytochrome P450. Drug Metab Rev 2003; 35: 35-98.

17. 王瑩玉：Warfarin 及其他抗凝血劑與草藥的交互作用，藥學雜誌，2003; 19: 5-10.

18. Ko RJ. A U.S. perspective on the adverse reactions from traditional Chinese medicines. J Chin Med Assoc 2004; 67: 109-116.

19. Hu Z, Yang X, Ho PCL, et al. Herb-drug interactions: a literature review. Drugs 2005; 65: 1239-1282.

20. Chavez ML, Jordan MA, Chavez PI. Evidence-based drug--herbal interactions. Life Sci 2006; 78: 2146-2157.

21. Nutescu EA, Shapiro NL, Ibrahim S, West P. Warfarin and its interactions with foods, herbs and other dietary supplements. Expert Opin Drug Saf 2006; 5: 433-451.

22. Yang XX, Hu ZP, Duan W, et al. Drug-herb interactions: eliminating toxicity with hard drug design. Curr Pharm Des. 2006; 12: 4649-4664.

23. Zhou S-F, Zhou Z-W, Li C-G, et al. Identification of drugs that interact with herbs in drug development. Drug Discov Today 2007; 12: 664-673.

24. 李建瑩、施宏哲、蔡敏鈴：Warfarin 與中草藥之交互作用，藥學雜誌，2008; 24: 135-142.

25. Heck AM, DeWitt BA, Lukes AL. Potential interactions between alternative therapies and warfarin. Am J Health Syst Pharm 2000; 57: 1221-1230.

26. Wittkowsky AK. Drug interactions update: Drugs, herbs, and oral

anticoagulation. Journal of Thrombosis and Thrombolysis 2001; 12: 67-71.

27. Lis-Balchin M. Serious adverse effects between herbal remedies and conventional drugs taken simultaneously. Journal of The Royal Society for the Promotion of Health 2002; 122: 210.

28. Myers SP. Interactions between complementary medicines and warfarin. Australian Prescriber 2002; 25: 54-56.

29. Cheng KF, Leung KS, Leung PC. Interactions between modern and Chinese medicinal drugs: a general review. Am J Chin Med 2003; 31: 163-169.

30. Davidson P, Hancock K, Leung D, et al. Traditional Chinese Medicine and heart disease: What does Western medicine and nursing science know about it? European Journal of Cardiovascular Nursing 2003; 2: 171-181.

31. Forrelli T. Understanding herb-drug interactions. Techniques in Orthopaedics 2003; 18: 37-45.

32. Basila D, Yuan CS. Effects of dietary supplements on coagulation and platelet function. Thromb Res 2005; 117: 49-53.

33. Boullata J. Natural health product interactions with medication. Nutrition in Clinical Practice 2005; 20: 33-51.

34. Gage BF, Milligan PE. Pharmacology and pharmacogenetics of warfarin and other coumarins when used with supplements. Thromb Res 2005; 117: 55-59.

35. Holbrook AM, Pereira JA, Labiris R, et al. Systematic overview of warfarin and its drug and food interactions. Arch Intern Med 2005; 165: 1095-1106.

36. Marder VJ. The interaction of dietary supplements with antithrombotic agents: Scope of the problem. *Thromb Res* 2005; 117: 7-13.

37. Daugherty NE, Smith KM. Dietary supplement and selected food interactions with warfarin. Orthopedics 2006; 29: 309-314.

38. 賴永昌、陳玉蘭、賴婕瑄：Toxicity of Chinese Herbal Medicine and drug-herb Interactions，中山醫學雜誌，2007; 18: 357.

西藥				中草藥/保健品(英文名)		
類別	**B01AA03**			解表藥		
名稱	**Warfarin**			葛根 (*Kudzu*)		

嚴重程度	1.MICROMEDEX® ☐禁忌症 ☐嚴重 ☐中度 ☐輕度 ☐無交互作用 2.Lexi-Interact™ ☐嚴重 ☐中度 ☐輕度 ■無交互作用 3.Natural Medicines Comprehensive ☐嚴重 ■中度 ☐輕度 ☐無交互作用 　Database (NMCD) 　NMCD 證據等級 ☐A ☐B ☐C ■D
機轉	☐藥物動力學 ■藥物藥效學 ☐藥物動力學+藥物藥效學 ☐未知 可能機轉：葛根具有抗血小板的活性。
結果	可能會增加出血的危險。[1]
臨床處置	併用時建議密切監測 INR 值 (international normalized ratios) 及是否有出現出血的症狀。
參考資料	1. Williamson E, Driver S, Baxter K. Stockley's herbal medicines interactions. London: Pharmaceutical Press. 2009.

	西藥	中草藥/保健品(英文名)
類別	**B01AA03**	
名稱	**Warfarin**	蜂王漿 (*Royal Jelly*)

嚴重程度	1.MICROMEDEX®	☐禁忌症	☐嚴重	☐中度	☐輕度	■無交互作用
	2.Lexi-Interact™		☐嚴重	☐中度	☐輕度	☐無交互作用
	3.Natural Medicines Comprehensive Database (NMCD)		☐嚴重	■中度	☐輕度	☐無交互作用
	NMCD 證據等級		☐A	☐B	☐C	■D

機轉

☐藥物動力學　　☐藥物藥效學　　☐藥物動力學+藥物藥效學　　■未知

可能機轉：未知。

結果

可能會增加出血的危險。[1]

臨床處置

併用建議密切監測 INR 值 (international normalized ratios) 及是否有出現出血的症狀。

參考資料

1. Tatro DS. *Drug Interaction Facts.* Saint Louis: Wolters Kluwer Health/Facts & Comparisons; 2010.

西藥	中草藥/保健品(英文名)
B01AA03	清熱藥
Warfarin	蒲公英 (*Dandelion*)

嚴重程度

1.MICROMEDEX®　　□禁忌症　□嚴重　□中度　□輕度　■無交互作用
2.Lexi-Interact™　　　　　　　□嚴重　□中度　□輕度　□無交互作用
3.Natural Medicines Comprehensive　□嚴重　■中度　□輕度　□無交互作用
　Database (NMCD)

　NMCD 證據等級　　　　□A　　□B　　□C　　■D

機轉

■藥物動力學　　□藥物藥效學　　　□藥物動力學+藥物藥效學　　□未知

可能機轉：蒲公英會抑制 CYP1A2 而增加 warfarin 的作用。

結果

可能會增加出血的危險。[1-3]

臨床處置

密切監測是否有出現出血的症狀或避免併用。

參考資料

1. Norred CL, Brinker F. Potential coagulation effects of preoperative complementary and alternative medicines. Altern Ther Health Med 2001; 7: 58-67.
2. Nutescu EA, Shapiro NL, Ibrahim S, West P. Warfarin and its interactions with foods, herbs and other dietary supplements. Expert Opin Drug Saf 2006; 5: 433-451.
3. Ulbricht CE. *Natural Standard Herbs & Supplement Reference: Evidence-Based Clinical Review.* St. Louis, Mo.: Mosby/Elsevier; 2005.

西藥	中草藥/保健品(英文名)
B01AA03	溫中袪寒藥
Warfarin	辣椒 (*Cayenne*)

嚴重程度

1. MICROMEDEX®　　□禁忌症　　□嚴重　□中度　□輕度　■無交互作用
2. Lexi-Interact™　　　　　　　□嚴重　□中度　□輕度　■無交互作用
3. Natural Medicines Comprehensive Database (NMCD)　□嚴重　■中度　□輕度　□無交互作用

　　NMCD 證據等級　　　　　□A　　　□B　　　□C　　　■D

機轉

□藥物動力學　　■藥物藥效學　　　□藥物動力學+藥物藥效學　　□未知

可能機轉：抑制血小板凝集。

結果

可能會增加出血的危險。[1-5]

臨床處置

併用時應小心。

參考資料

1. Stargrove MB, Treasure J, McKee DL. Herb, nutrient, and drug interactions :clinical implications and therapeutic strategies St. Louis, Mo.: Mosby Elsevier; 2008.
2. Philp RB. Herbal-drug interactions and adverse effects: An evidence-based quick reference guide. USA: McGraw-Hill Professional; 2004.
3. Markowitz JS, DeVane CL. The emerging recognition of herb-drug interactions with a focus on St. John's wort (Hypericum perforatum). Psychopharmacol Bull 2001; 35: 53-64.
4. Poppenga RH. Herbal medicine: potential for intoxication and interactions with conventional drugs. Clin Tech Small Anim Pract 2002; 17: 6-18.
5. Shalansky S, Lynd L, Richardson K, Ingaszewski A, Kerr C. Risk of warfarin-related bleeding events and supratherapeutic international normalized ratios associated with complementary and alternative medicine: a longitudinal analysis. Pharmacotherapy 2007; 27: 1237-1247.

西藥				中草藥/保健品(英文名)			
類別	**B01AA03**			**解表藥**			
名稱	**Warfarin**			薄荷 (*Peppermint*)			

嚴重程度					
1.MICROMEDEX®	☐禁忌症	☐嚴重	☐中度	☐輕度	■無交互作用
2.Lexi-Interact™		☐嚴重	☐中度	☐輕度	☐無交互作用
3.Natural Medicines Comprehensive Database (NMCD)		☐嚴重	■中度	☐輕度	☐無交互作用
NMCD 證據等級		☐A	■B	☐C	■D

機轉

■藥物動力學　　☐藥物藥效學　　　☐藥物動力學+藥物藥效學　　☐未知

可能機轉：薄荷可能會抑制 CYP3A4、1A2、2C19 和 2C9。

結果

可能會增加出血的危險。[1-2]

臨床處置

如果可以應盡量避免併用，如果須併用則建議密切監測 INR 值 (international normalized ratios) 及是否有出現出血的症狀。

參考資料

1. Nutescu EA, Shapiro NL, Ibrahim S, West P. Warfarin and its interactions with foods, herbs and other dietary supplements. Expert Opin Drug Saf 2006; 5: 433-451.
2. Tatro DS. *Drug Interaction Facts.* Saint Louis: Wolters Kluwer Health/Facts & Comparisons; 2010.

	西藥	中草藥/保健品(英文名)
類別	**B01AA03**	瀉下藥
名稱	**Warfarin**	蘆薈 *(Aloe Vera)*

嚴重程度	1.MICROMEDEX® □禁忌症 □嚴重 ■中度 □輕度 □無交互作用
	2.Lexi-Interact™ □嚴重 □中度 □輕度 ■無交互作用
	3.Natural Medicines Comprehensive □嚴重 ■中度 □輕度 □無交互作用
	   Database (NMCD)
	   NMCD 證據等級 □A □B □C ■D

機轉	□藥物動力學 ■藥物藥效學 □藥物動力學+藥物藥效學 □未知 可能機轉：加成抗凝血作用。
結果	可能會增加出血的危險。[1]
臨床處置	併用時應留意；開始服用或停用蘆薈時應特別監測凝血時間及 INR 值 (international normalized ratios) 。
參考資料	1. 林聖興：中西藥交互作用資訊網站之建構，中國醫藥大學中西醫結合研究所，2006.

西藥	中草藥/保健品(英文名)
B01AA03	補益藥
Warfarin	靈芝 (*Reishi*)

類別名稱		

嚴重程度

1. MICROMEDEX® ☐禁忌症 ☐嚴重 ☐中度 ☐輕度 ☐無交互作用
2. Lexi-Interact™ ■嚴重 ☐中度 ☐輕度 ☐無交互作用
3. Natural Medicines Comprehensive Database (NMCD) ☐嚴重 ■中度 ☐輕度 ☐無交互作用

NMCD 證據等級 ☐A ☐B ☐C ■D

機轉

☐藥物動力學　■藥物藥效學　☐藥物動力學+藥物藥效學　☐未知

可能機轉：每天服用 3 克以上的靈芝可能會減少血小板凝集作用。

結果

可能會增加出血的危險。[1-3]

臨床處置

併用時應小心。

參考資料

1. Cassileth BR. *Herb-Drug Interactions in Oncology*. Lewiston, NY: BC Decker, Inc.; 2003.
2. Stargrove MB, Treasure J, McKee DL. Herb, nutrient, and drug interactions :clinical implications and therapeutic strategies St. Louis, Mo.: Mosby Elsevier; 2008.
3. Norred CL, Brinker F. Potential coagulation effects of preoperative complementary and alternative medicines. Altern Ther Health Med 2001; 7: 58-67.

西藥		中草藥/保健品(英文名)
類別名稱	**B01AA03**	活血祛瘀藥
	Warfarin	薑黃 (*Turmeric*)

嚴重程度					
1.MICROMEDEX®	☐禁忌症	☐嚴重	☐中度	☐輕度	■無交互作用
2.Lexi-Interact™		■嚴重	☐中度	☐輕度	☐無交互作用
3.Natural Medicines Comprehensive Database (NMCD)		☐嚴重	■中度	☐輕度	☐無交互作用
NMCD 證據等級		☐A	☐B	☐C	■D

機轉

☐藥物動力學　　■藥物藥效學　　☐藥物動力學+藥物藥效學　　☐未知

可能機轉：薑黃有抗血小板作用。

結果

可能會增加出血的危險。[1-12]

臨床處置

如果可以應盡量避免併用，如果須併用則建議密切監測 INR 值 (international normalized ratios) 及是否有出現出血的症狀。

參考資料

1. Cassileth BR. *Herb-Drug Interactions in Oncology*. Lewiston, NY: BC Decker, Inc.; 2003.
2. Stargrove MB, Treasure J, McKee DL. Herb, nutrient, and drug interactions :clinical implications and therapeutic strategies St. Louis, Mo.: Mosby Elsevier; 2008.
3. Philp RB. Herbal-drug interactions and adverse effects: An evidence-based quick reference guide. USA: McGraw-Hill Professional; 2004.
4. Norred CL, Brinker F. Potential coagulation effects of preoperative complementary and alternative medicines. Altern Ther Health Med 2001; 7: 58-67.
5. Kuhn MA. Herbal remedies: drug-herb interactions. Crit Care Nurse 2002; 22: 22-28, 30, 32.
6. Zhou S, Gao Y, Jiang W, Huang M, Xu A, Paxton JW. Interactions of herbs with cytochrome P450. Drug Metab Rev 2003; 35: 35-98.
7. Nutescu EA, Shapiro NL, Ibrahim S, West P. Warfarin and its interactions with

foods, herbs and other dietary supplements. Expert Opin Drug Saf 2006; 5: 433-451.

8. 李建瑩、施宏哲、蔡敏鈴：Warfarin 與中草藥之交互作用，藥學雜誌，2008; 24: 135-142.

9. Heck AM, DeWitt BA, Lukes AL. Potential interactions between alternative therapies and warfarin. Am J Health Syst Pharm 2000; 57: 1221-1230.

10. Aggarwal A, Ades PA. Interactions of herbal remedies with prescription cardiovascular medications. Coron Artery Dis 2001; 12: 581-584.

11. Wittkowsky AK. Drug interactions update: Drugs, herbs, and oral anticoagulation. Journal of Thrombosis and Thrombolysis 2001; 12: 67-71.

12. Marder VJ. The interaction of dietary supplements with antithrombotic agents: Scope of the problem. *Thromb Res* 2005; 117: 7-13.

國家圖書館出版品預行編目資料

安全使用中藥實證寶典. 高風險西藥與中藥
併用篇 / 林香汶主編. -- 初版. -- 臺中市：
文興出版, 2013. 12
　　面；　　公分. -- (大專用書；11)
ISBN：978-986-6784-24-8 (平裝)

1.中藥方劑學 2.中國醫學

414.6　　　　　　　　　　　　　102027153

大專用書⑪

安全使用中藥實證寶典
（高風險西藥與中藥併用篇）

Evidence-based Treasured Book of Safe Chinese Medicinal Use
(Concurrent Use of High Risk Western Medicine with Chinese Medicine)

出版者：文興出版事業有限公司
地址：407 臺中市西屯區漢口路 2 段 231 號
電話：(04)23160278　傳眞：(04)23124123
E-mail：wenhsin.press@msa.hinet.net
網址：http://www.flywings.com.tw

主編：林香汶
副主編：蔡邱轔、蔡馨慧

發行人：黃世杰
發行顧問：黃文興
執行監製：賀曉帆
美術編輯 / 封面設計：呂姿珊 (0926)758872

總經銷：紅螞蟻圖書有限公司
地址：114 臺北市內湖區舊宗路 2 段 121 巷 19 號
電話：(02)27953656　　傳眞：(02)27954100
初版：西元 2013 年 12 月
定價：新臺幣 250 元整
ISBN：978-986-6784-24-8(平裝)

歡迎郵政劃撥
戶名：文興出版事業有限公司　帳號：22539747

※ 感謝下列人員協助本書編輯工作：
　江昱寬、江睿玲、何永奕、呂友文、林宜燕、林玟玲、姚淑惠
　洪伯銘、涂慶業、張坤隆、張東迪、莊惠嘉、陳辰芳、陳俊銘
　陳綺華、陳薏竹、童承福、馮文秀、廖宜敬、廖振羽、蔡惠婷
　蕭貴云、謝右文、謝家興、顏婉婷【依姓氏筆畫排序】